BERND DEGEN

ROHKOST
mit Beschiss

STÄRKEFREI DURCHS LEBEN!

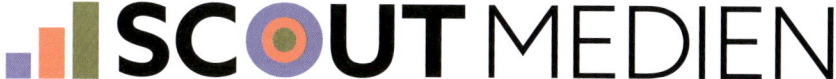

www.scout-medien.de

Impressum

Originalausgabe
Copyright 2021 by Scout Medien GmbH
Schwarzgrub 5, 94262 Kollnburg

www.scout-medien.de

ISBN: 978-3-948309039

Layout und Gestaltung
Tobias Bauer

Werbung
Dieses Buch enthält keinerlei bezahlte Werbung von Firmen oder Personen, sowie geldwerte Vorteile durch Nennung von Produkten.
Sind Sie mit diesem Buch zufrieden? Dann empfehlen Sie es doch bitte weiter.
Bewerten Sie das Buch bitte nach einem Onlinekauf.
Wir freuen uns auch über eine E-Mail von Ihnen: info@scout-medien.de

Bildnachweise
Alle Fotos sind mit Namen bezeichnet. Alle Fotos ohne Namen stammen von Autor Bernd Degen.

shutterst⚡ck

Titelbild:
Online staff,
Herald Tribune

Bild Rückseite Gorilla:
Marian – stock.adobe.com

Inhaltsverzeichnis

Vorwort

Als ich beschloss ein Buch über Rohkost zu schreiben fragte mich meine Frau weshalb ich das vorhätte, denn es gäbe ja schon viele Dutzende solcher Bücher zu diesem und ähnlichen Themen. Das ist richtig, aber schließlich bin ich es gewohnt Sachbücher zu schreiben, denn zu diesem Zeitpunkt hatte ich bereits weit über einhundert verschiedene Bücher geschrieben und veröffentlicht.

Angefangen hat das „Bücherschreiben" für mich während des Studiums am Bayerischen Staatsinstitut der Technischen Universität, denn ich wollte Fachlehrer an einer Hotelberufsschule werden und hatte zu diesem Zeitpunkt bereits den Titel Küchenmeister erworben. Während des Studiums war die sogenannte Fachtheorie, oder einfacher gesagt Ernährungslehre, Teil des Studiums. Sehr schnell begann ich etliche Fachbücher für den Lehreinsatz in Hotelberufsschulen in ganz Deutschland zu schreiben, die verschiedene Verlage jahrzehntelang veröffentlichten. Die Thematik war groß und kreiste auch immer wieder um das Thema Ernährung. Während meiner Zeit als Fachlehrer legte ich noch die Prüfungen als Restaurantmeister und Hotelmeister ab und schrieb fleißig weitere Fachbücher.

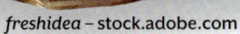

freshidea – stock.adobe.com

Es kam wie es kommen musste, denn 1984 gründete meine Ehefrau einen kleinen Fachverlag für Heimtiere, also für Hund, Katze, Maus, Vogel und Fisch und viele weitere Lieblinge, die so im Haus gepflegt werden. Innerhalb von wenigen Jahren wurde aus diesem kleinen Verlag einer der größten deutschen Fachverlage auf diesem Gebiet mit zuletzt 600 verschiedenen Buchtiteln. Da konnte ich mich auch als Autor austoben, denn die Aquaristik war mein großes Hobby und so schrieb ich vor allem Bücher über meine Diskusfische, die Könige Amazoniens, zumindest was das Aquarium anging. In fünfzehn Sprachen wurden diese Bücher verlegt und wurden ein Welterfolg.

4

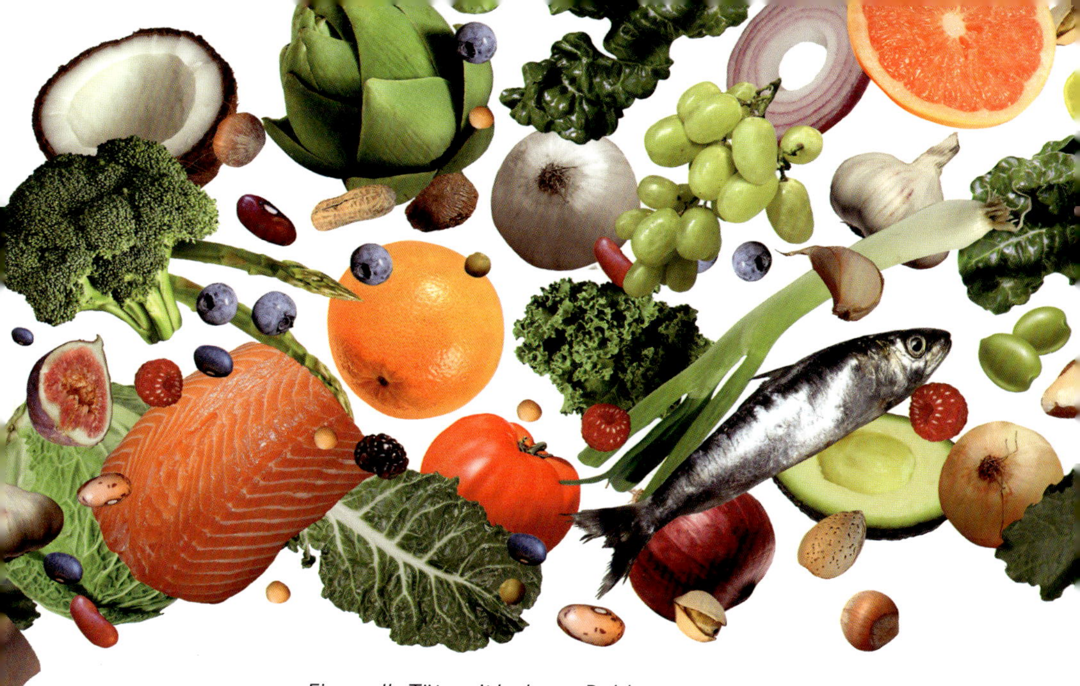

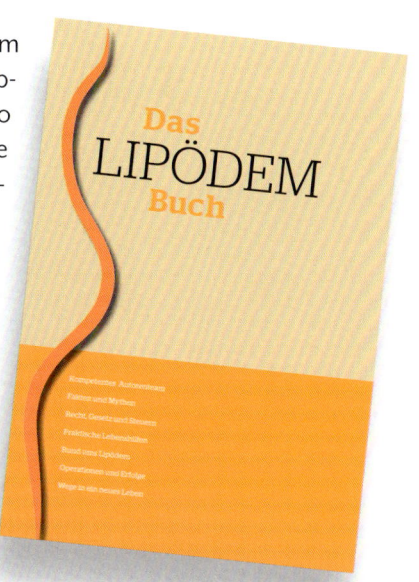

Eine volle Tüte mit leckerer Rohkost .

Fasziniert war ich schon immer von Themen zur gesunden Ernährung, zur Heilung von Krankheiten durch bestimmte Diäten oder durch die Wirkung von Mineralien und Vitaminen. Während andere Menschen sich Liebesromane oder Krimis „rein-zogen", las ich ein Sachbuch nach dem anderen zu diesen Themen. Darunter wohl mindestens einhundert alleine aus den USA. Meine gesamte Bibliothek zu diesen großen Themen umfasst weit über 300 Titel.

Im Jahre 2019 wurde ich mit dem Thema Lipödem konfrontiert und war echt erschüttert was da ab-ging. Sehr schnell war ich von diesem Thema so fasziniert, dass ich alles daran setzte das erste wirklich umfassende Buch über Lipödem zu or-ganisieren. Über ein Jahr arbeiteten viele Fach-leute und Betroffene mit mir zusammen an dem faszinierenden Buch „DAS LIPÖDEM BUCH". Den passenden Verlag dafür hatte meine Familie ja bereits und so erschien dieses Standardwerk, das vor allem für die betroffenen Frauen ge-schrieben wurde, bereits im November 2020.

Das
LIPÖDEM
Buch

Kompetentes Autorenteam

Fakten und Mythen

Recht, Gesetz und Steuern

Praktische Lebenshilfen

Rund ums Lipödem

Operationen und Erfolge

Wege in ein neues Leben

Wieso Rohkost?

Wieso denn nicht? Ist Rohkost nicht die eigentliche logische Ernährung des Menschen gewesen, der als Homo sapiens durch die Lande streifte und auf Nahrungssuche war? Das war seine Hauptaufgabe - Nahrung zu suchen. Homo sapiens, das sind wir! Wo finden wir heute unsere Nahrung? Im Supermarkt!

Da liegt ein wesentlicher Fehler begraben was unsere Ernährung angeht. Schauen wir einmal etwas kritisch auf den normalen Speiseplan des deutschen Verbrauchers. Wir haben in Deutschland einen genau aufgeteilten Lebensmittelmarkt. Die „Großen" schütten uns jede Woche mit ihren Angeboten förmlich zu. Und das Tolle ist, dass sich alles in den Prospekten so ziemlich gleicht. Bietet der eine Discounter billige Butter an, dann haben zwei Konkurrenten sicher auch ein ähnliches Angebot im Prospekt. Man könnte fast meinen, dass sich alle einig sind, obwohl ein großer Preiskampf herrscht.

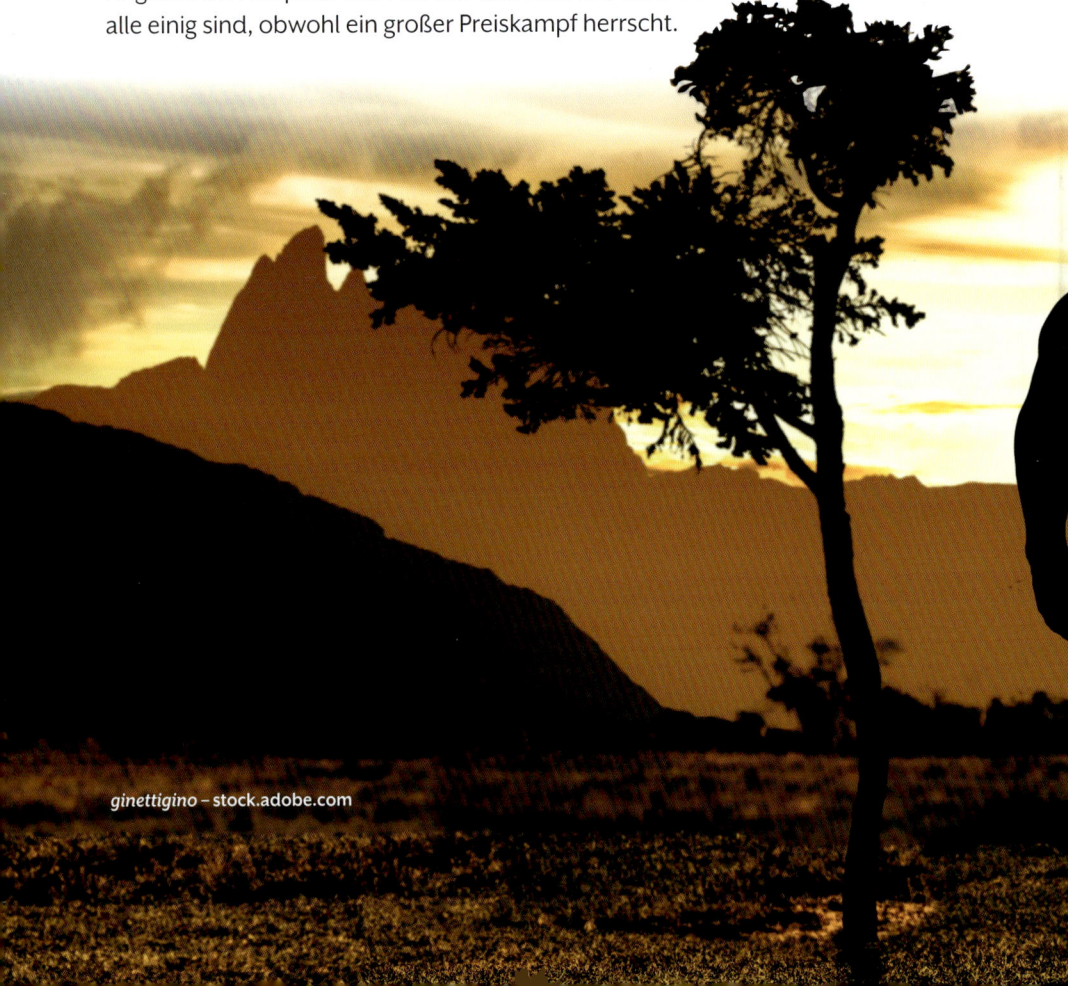

ginettigino – stock.adobe.com

Wir waren beim Homo sapiens stehengeblieben. Das sind immer noch wir, obwohl unsere Vorfahren schon vor 300.000 Jahren durch die Gegend streiften. Die Wissenschaft ist sich zwar noch nicht ganz einig wann genau die Krone der Schöpfung das erste Mal wirklich aufgetaucht ist, ist aber auch egal. Supermärkte gab es noch keine und deshalb wurde wohl so ziemlich alles verspeist das irgendwie zu bekommen war. Der Mensch war nicht sesshaft und stets auf der Wanderschaft. Wir waren damals Jäger und Sammler. Sind wir heute auch noch, aber ganz anders! Manche behaupten die Männer in Baumärkten und die Frauen in Schuhgeschäften.

Erst vor gut 10.000 bis 12.000 Jahren änderte sich das Leben des Homo sapiens, oder sagen wir besser des Menschen, dramatisch. Wir begannen sesshaft zu werden. Es waren die Tiere und die Gräser, die bewirkten, dass der Mensch zum Bauern wurde. Es wurde eine Revolution und alles veränderte sich im Leben der Menschen.

Gerade einmal rund 10.000 Jahre ist es her, dass aus wild lebenden und herumstreifenden Menschen sesshafte Bauern wurden. Vergleichen Sie doch einmal die Zahl 300.000 Jahre seit Entstehung des Homo sapiens und die Zahl 10.000 Jahre als Beginn des kultivierten Lebens. Wir leben erst einen Bruchteil unserer Entwicklung in solch geordneten Zeiten einer regelmäßigeren Ernährung. War es zu Beginn der Menschheit und viele jahrtausendelang mehr Zufall was und wann der Mensch zu essen hatte, begann eine regelmäßigere Nahrungsaufnahme erst vor „kurzem".

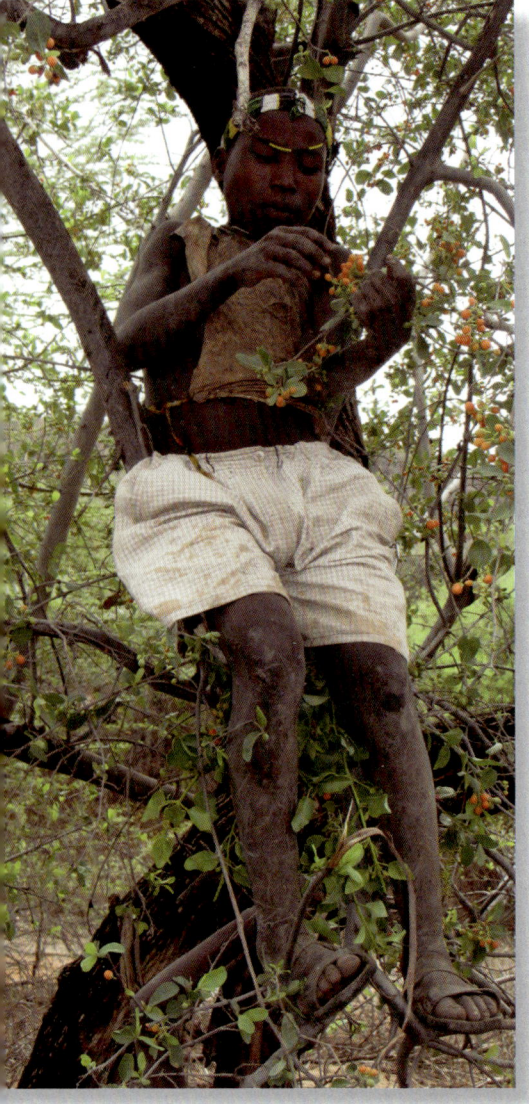

Wildfrüchte sind immer eine willkommene süße Abwechslung.

Es ist wohl ein Wunschtraum, dass unsere Vorfahren plötzlich vor 10.000 Jahren beschlossen das schöne Leben der Bauern zu genießen und die Jagd auf wildes Getier einstellten, dafür lieber Gräser, wie Weizen, zu züchten begannen. Das Leben der frühen Bauern war kein Zuckerschlecken. Es war sehr mühsam und entbehrungsreif. Die Jäger und Sammler kannten die Geheimnisse der Natur schon lange und wussten genau welche Tiere sie fangen und welche Beeren und Blätter sie essen konnten. Sie streiften umher, lebten von den Dingen, die sie in der Natur fanden. Wir waren und sind bis heute auf diese Art der Nahrung eingestellt. Pflanzen, Tiere, Wurzeln, Früchte, das sind die Hauptbestandteile unserer Urkost. Nicht die Fertigpizza aus dem Tiefkühler mit Dutzenden von Zusatzstoffen, Transfetten, Zuckerkombinationen und vielen Konservierungszusätzen ist für uns gedacht, sondern jede Menge Grünzeug und Früchte sollten an erster Stelle stehen.

Das Merkwürdige ist, dass alle Welt das zu wissen scheint, denn wenn Sie an einem Kiosk Magazine kaufen, stoßen Sie immer wieder auf Berichte über „Grünzeug und Obst" als unser Lebenselixier.

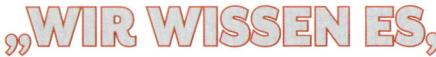

„WIR WISSEN ES, *aber wir machen es nicht!"*

Fragen wir doch erst einmal wie sich unser Leben verändert hat in Bezug auf unsere Ernährung. Wir können jetzt 10.000 Jahre zurückschauen und die alten Geschichten hören vom Weizen, der uns zu Bauern gemacht hat. Der Weizen war zuvor einfach nur ein Wildgras, das kaum Beachtung fand. Weizen breitete sich innerhalb ein paar tausend Jahren aus dem Nahen Osten fast über die ganze Welt aus. Der Weizen wurde zu der wohl erfolgreichsten Pflanzenart und am Beispiel USA ist es gut zu erkennen wie erfolgreich diese Pflanzenart geworden ist. Gab es im Gebiet der heutigen Vereinigten Staaten von Amerika noch nicht einmal einen einzigen Halm Weizen, so sieht man heute hunderte Kilometer lang ein Weizenfeld nach dem anderen. Der Weizen bekam den Homo sapiens in den Griff und nicht umgekehrt. Und das ist bis heute so geblieben. Nur unser heutiger Weizen hat mit dem Urweizen nichts mehr zu tun. Unser heutiger Weizen ist ein völlig verändertes Produkt geworden, das eigentlich überhaupt nichts mit einer vernünftigen und artgerechten Ernährung des Menschen zu tun hat. Der Weizen ist einer der Haupt-übeltäter in unserer modernen Ernährung geworden. Deshalb gibt es jetzt in vielen Publikationen auch eine gewisse Kritik am Weizenverzehr. Weizen ist ein Treiber für eine Erhöhung des Blutzuckerspiegels. Ausschließlich unser Weizen enthält das Protein Gliadin, dem nachgesagt wird, dass es stark appetitanregend wirkt. Zwei Scheiben Weizenbrot erhöhen den Blutzucker und Insulinspiegel stärker, als eine halbe Tafel Schokolade oder ein Schokoriegel. Dessen sind wir uns aber nicht bewusst und Weizenbrot bleibt Weizenbrot, auch dann, wenn es sich um ein Vollkornbrot handelt.

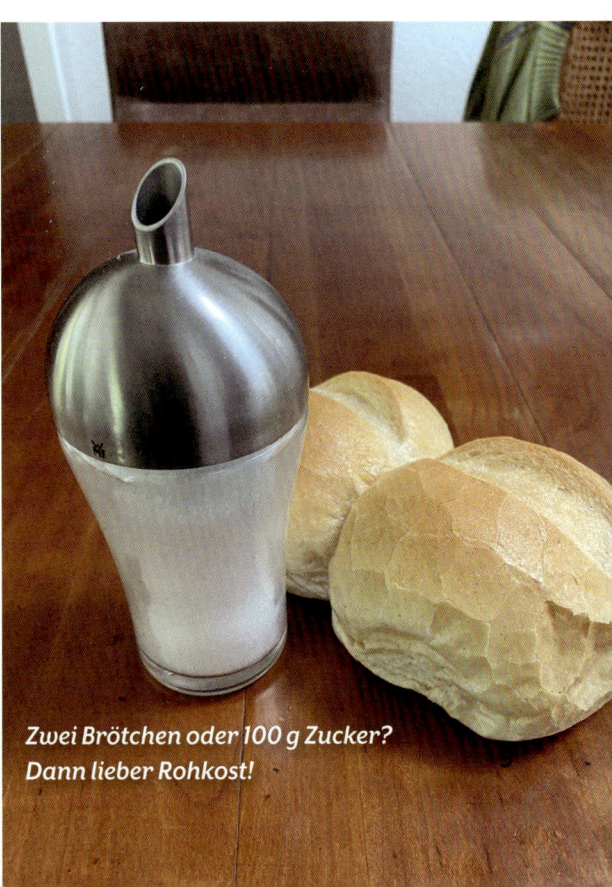

Zwei Brötchen oder 100 g Zucker?
Dann lieber Rohkost!

Was können wir tun?

Vollkornprodukte werden gerne als besonders gesund dargestellt, dabei bleibt ein Korn, ob es Weizen oder eine andere Getreidesorte ist, immer ein Lieferant von reiner Stärke und Stärke ist nunmal ein Mehrfachzucker, der in der Verdauung als Einfachzucker in unserem Dünndarm endet.

Mit einem guten Marketing wurde vor etlichen Jahren der Dinkel als neues Urgetreide aufgebaut, um den Weizen stellenweise zu ersetzen. Es gelang durch entsprechende Werbung die Situation so darzustellen, dass man glauben könnte, dass Dinkel ein gesundes Getreide wäre, das nichts mit Weizen zu tun hat. Doch das ist falsch gedacht. Dinkel gehört zur Gattung Weizengetreide und ist unserem modernen Weizen sehr ähnlich. Dinkel ist bei einer Glutenunverträglichkeit nicht besser bekömmlich, sondern enthält sogar mehr Gluten. Wer kein Problem mit Weizen hat kann genauso Dinkel verzehren. Interessant bleibt aber, dass Dinkel besser vermarktet wird und Dinkelprodukte auch in der Regel teurer sind.

Mit der geliebten Körnertheorie kommen wir also nicht weiter, wenn es um den Verzehr von Stärke geht. Egal ob Dinkel, Weizen, Hafer, Emmer und so weiter, sie alle sind sehr stärkehaltige Getreide und Stärke bleibt Zucker für Ihren Körper.

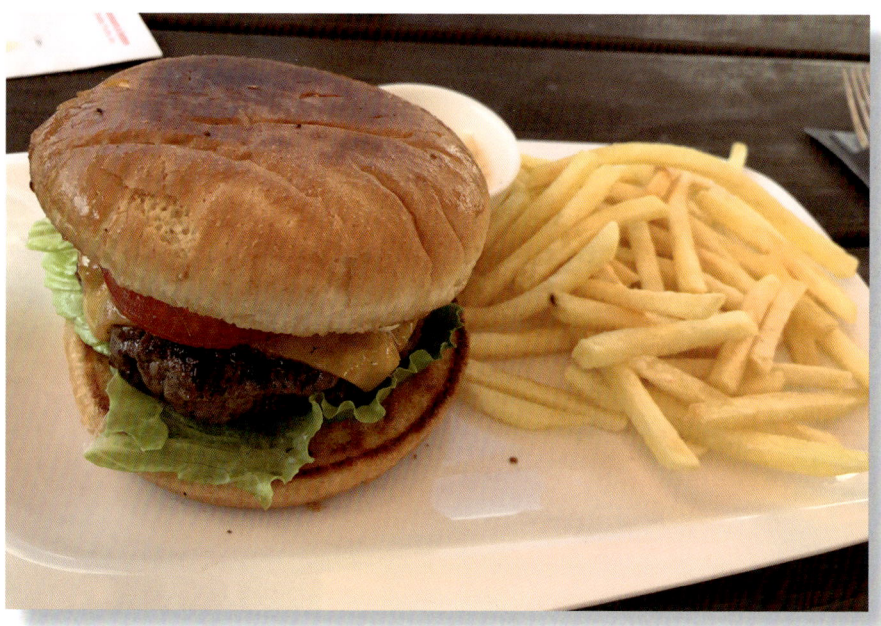

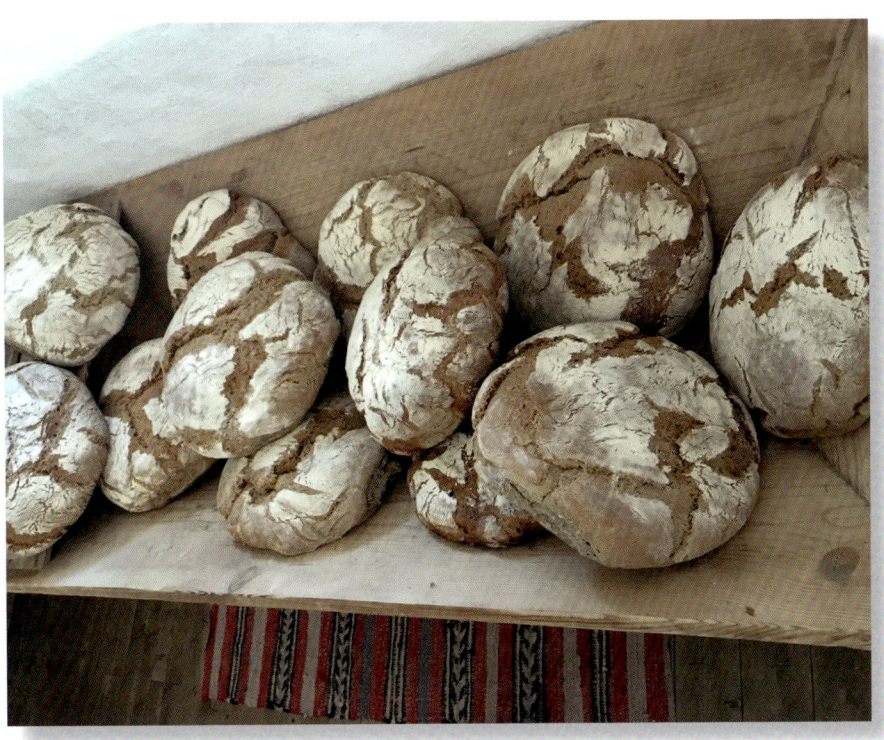

Vollkornbrot macht „vielleicht" Wangen rot, aber auch den Bauch dicker! Stärke bleibt Zucker und Zucker im Übermaß wird Fett in Ihrem Körper! Ja, es sind die Kohlenhydrate, die uns die Probleme mit dem Körperfett verursachen. Vereinfacht erklärt bedeutet dies, dass der Körper überschüssige Kohlenhydrate über die Verdauung zu Körperfett umbaut. Immer wieder wird das Argument benutzt, dass unser Gehirn unbedingt „Zucker" zum Arbeiten benötigt. Das ist richtig, aber unser Zuckerdepot für unser Gehirn ist die Leber. Sie speichert dauerhaft etwa ein Drittel ihres Gewichtes als „Zucker" für diese Aufgabe. In den Muskeln werden ebenfalls Kohlenhydrate gespeichert.

Kurz wiederholt: Wenn wir zu viele Kohlenhydrate essen, werden wir fett! Jawohl fett, denn wir speichern ja Fett, und deshalb diese klare Ansage, damit Sie wieder motiviert werden weiter zu lesen.

11

Jetzt ist Ihr geliebtes Müsli in Gefahr!

Nicht unbedingt, denn wir sprechen ja über Rohkost mit Beschiss und ein weizen-freies Müsli könnte doch als Beschiss gut akzeptiert werden. Dazu später mehr. Wir wollen nur gemeinsam den Weizen so gut es geht loswerden! Da kommen wir zum nächsten Problem, unserem geliebten Brot. Deutschland ist die Brotnation. Von klein an werden wir mit Brot, Semmeln und Brezeln gut versorgt. Quängelt das Kind im Sportwagen bekommt es schnell ein Stück Brezel und schon ist es beschäftigt und eine Zeitlang zufrieden. Warum denn keine Banane? Mag es nicht? Doch, einfach daran gewöhnen. Banane ist Rohkost!

Das Deutsche Brotinstitut spricht von 3.000 verschiedenen Brotspezialitäten, die in Deutschland im Handel sind. Wie soll man da dem Brot entkommen? Überhaupt nicht, denn wir kümmern uns doch um Rohkost und Rohkostbrot gibt es noch nicht wirklich. Versucht wird es schon vereinzelt ein Rohkostbrot zu ma-chen. So gibt es ein interessantes Buch „Gorilla Food" aus den USA in welchem so etwas versucht wird. Dort wird ein Trocknen mit bis zu knapp 40 Grad Celsius als Rohkost erlaubt. Später dazu mehr.

Sprechen wir mal mehr über Rohkost

Sie lesen dieses Buch, weil Sie vielleicht abnehmen möchten, aber auch weil Sie gesünder leben wollen. Abnehmen und gesünder leben ergänzen sich sehr gut. Wer übergewichtig ist, kann anfälliger für Krankheiten werden. Adipositas und Li-pödem sind zwei Krankheiten, die mit Übergewicht zusammenhängen. Oft ver-mischen sich auch beide Krankheiten miteinander. Mal mehr mal weniger. Es gibt schon fast so viele Diätformen und Rezepte wie Brotsorten. Ist natürlich maßlos übertrieben dieser Vergleich, aber jede Illustrierte bietet pausenlos in ihren Ausga-ben mehrere Seiten an Diätrezepten und Diätkochen an. Das Internet ist ebenfalls voll mit Diätclubs, Mitgliedschaften von Abnehmzirkeln, Powerdiäten und sonst noch vielen Ungereimtheiten zum Thema Abnehmdiäten.

Denken wir mal logisch! Weshalb sind wir zu dick, wenn keine direkte Krankheit dahinter steckt?

» Wir essen zu viel.

» Wir essen zu oft am Tag.

» Wir essen und trinken zu viel Zuckerhaltiges.

Kritiker werden anführen, dass wir uns auch zu wenig bewegen. Das stimmt auch und wenn die drei oben genannten Faktoren dazu kommen, geht es mit dem Gewicht immer weiter nach oben.

Rohkost wäre eine Lösung aus dem Teufelskreis heraus zu kommen.

Wir brauchen Rohkost mit Beschiss

Unser kleiner Beschiss hier ist der Quark, der mit Früchten gegessen würde und die gekochten Eier.

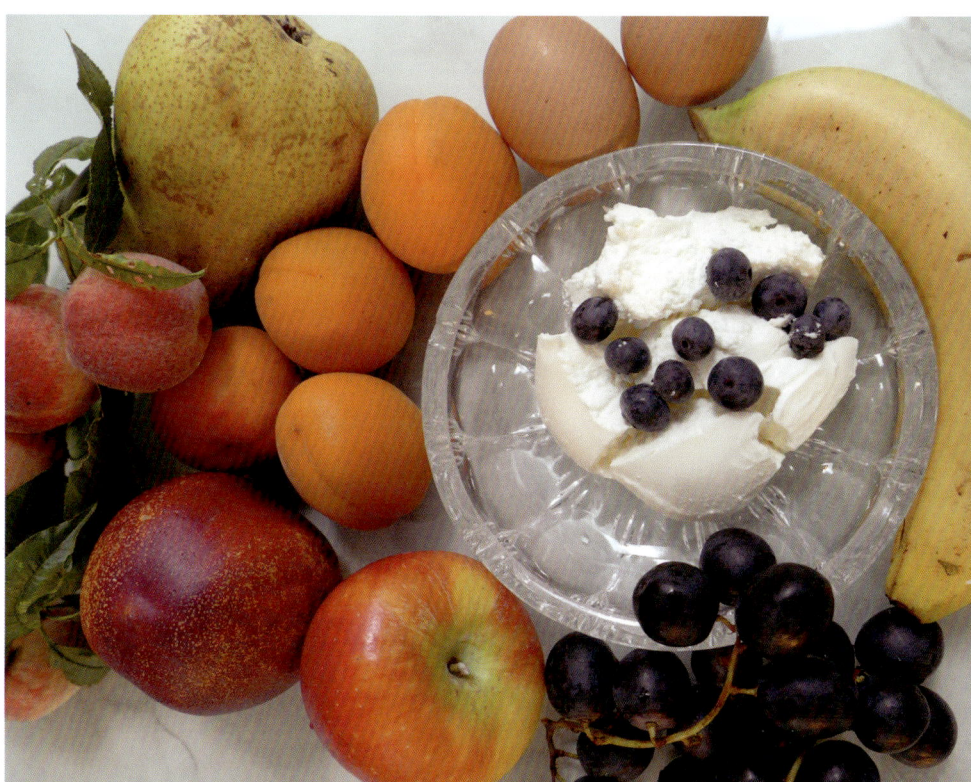

Wir brauchen Rohkost mit Beschiss!

Was ist denn eigentlich Rohkost? Na ja, rohe Nahrung. Also, was kann der Mensch seit 10.000 Jahren ohne Probleme roh essen?

Da fragen wir mal den Spezialisten Helmut Wandmaker. Er schrieb das Buch „Willst du gesund sein? Vergiss den Kochtopf!" Ich habe dieses Buch mindestens dreimal durchgelesen und in Teilen kann man seine Thesen und Aussagen in seine eigene „Diätform" einbauen. Aber wie immer sind sehr einseitige Ansichten auch gefährlich oder nicht dauerhaft anwendbar. Wandmaker ist teils sehr rigoros in seinen Ansichten und der „moderne Mensch" wird damit kaum zurechtkommen.

Rohkost ist spitze, aber nicht so rigoros durchzuführen wie bei Wandmaker. Wir brauchen Rohkost mit Beschiss. Das hat auch der Homo sapiens vor 10.000 Jahren schon so gemacht. Feuer gab es ja schon und so konnte er so manches Stück Fleisch über diesem Feuer bruzzeln und geniessen. Unsere Vorfahren waren begeisterte „Griller", wenn es denn was zu grillen gab. Meist war das schwierig, also doch mehr Wurzeln, Gemüse und Obst. So sind wir genetisch angelegt und das mit den frühzeitigen Bauern war so nicht gedacht von Mutter Natur.

Die Evolutionsgeschichte des Jägers und Sammlers zog sich über viele hunderttausende von Jahren hin und endete mit dem Homo sapiens. Durch die Möglichkeit unserer Vorfahren an Fleisch, Fett und Knochenmark von verendeten und erjagten Tieren zu kommen, bewirkte dies einen Schub in der Gehirnleistung der Menschen, beziehungsweise unseren Vorfahren. In der Evolutionsgeschichte der Jäger und Sammler konnten Mais, Reis und Getreide keine Rolle spielen. Dies geschah erst mit der Sesshaftigkeit der Menschen als frühe Bauern.

Als die Menschen anfingen zu siedeln und vor etwa 7.000 Jahren mit dem Anbau von stärkehaltigen Gräsern begannen, ging die Zeit der Jäger und Sammler langsam zu Ende. Die Menschen wurden seßhaft, bauten Hütten und züchteten Tiere. Jetzt begann sich die nährstoffreiche Stärke der Körner im Speiseplan durchzusetzen. Brot, in verschiedenen Formen, wurde ein wichtiger Bestandteil der Ernährung.

Weizen gibt es seit rund 10.000 Jahren, Mais seit rund 7.000 Jahren und Reis etwa 6.000 Jahre. Das hört sich zwar sehr lange an, ist aber gemessen an der menschlichen Evolution gerade mal ein Wimpernschlag. Doch dieser Wimpernschlag hat unser Leben verändert und verändert es heute noch dramatisch.

Maismehl ist ein wichtiger Bestandteil der täglichen Nahrung. Dass diese abseits lebenden Afrikaner nicht dick werden, liegt einfach daran, dass sie nicht genügend Nahrung zur Verfügung haben. →

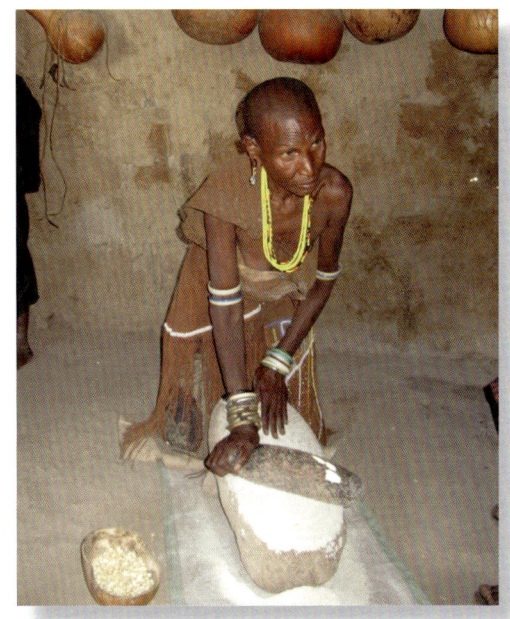

Heute gibt es in Tansania noch kleine Gruppen von wilden Jägern, die fern der Zivilisation leben. Bei einem Besuch fühlt man sich schnell in Urzeiten zurückversetzt. ↓

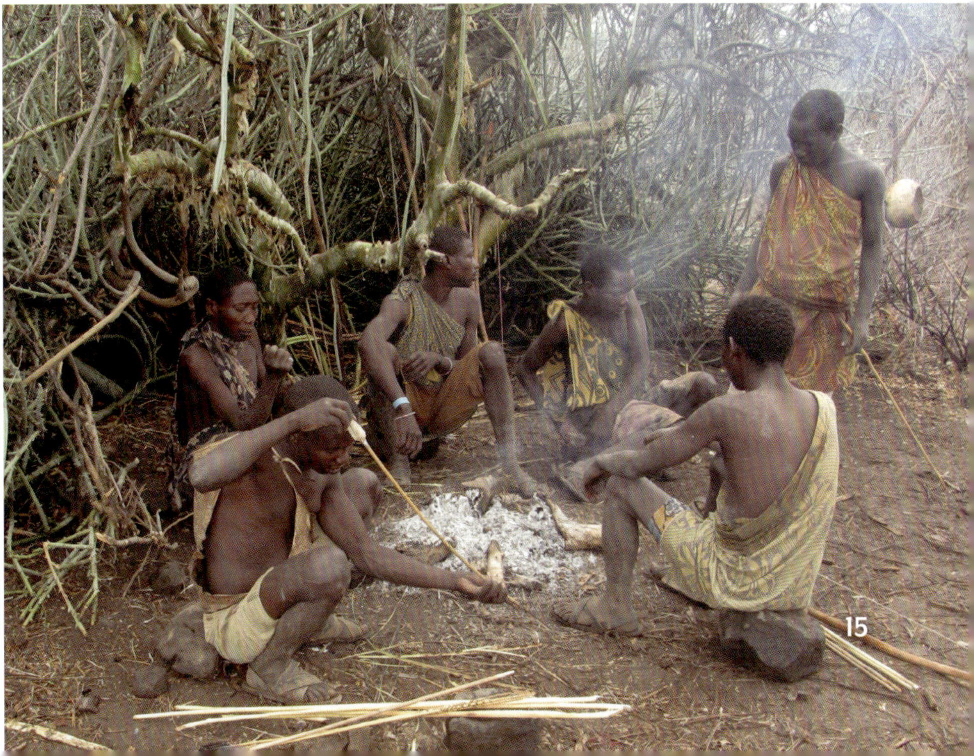

15

Jetzt sind wir bei den Kohlenhydraten angelangt und da fing die Misere an!

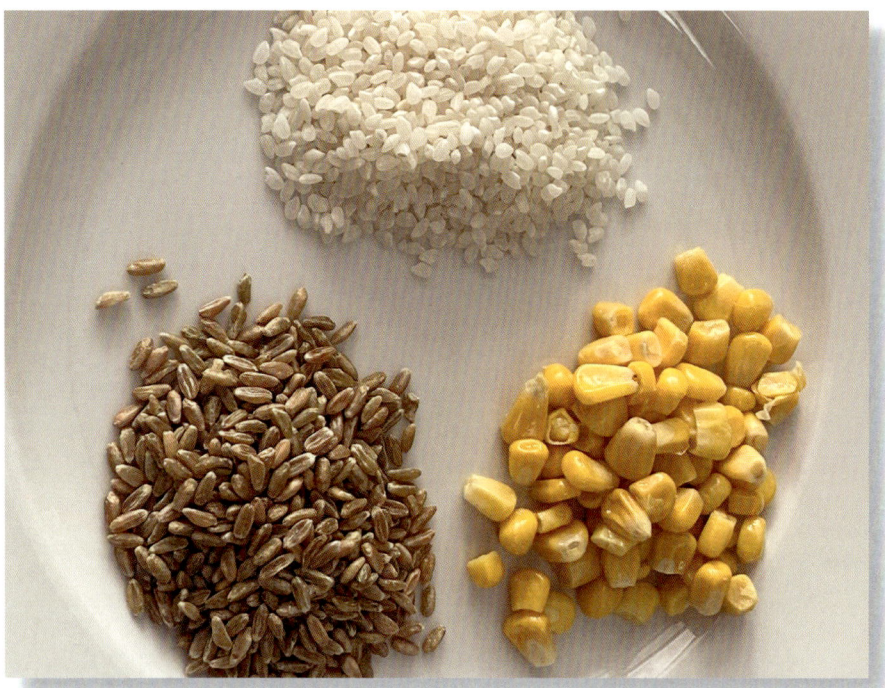

Hier die drei Stärkelieferanten, die uns wirklich das Leben „schwer" machen!

Die Bauern fingen also an die Gräser zu kultivieren und eigentlich war unser Körper überhaupt nicht auf diese Art des Essens vorbereitet.

Diese drei oben genannten Gräserarten enthalten im Durchschnitt gigantische 70 % an Stärke, 10 % Eiweiß und 3 % Fett. Stärke ist Kohlenhydrat und Kohlenhydrate sind Zuckerstoffe. Stärke ist ein Mehrfachzucker oder auch Polysaccharid genannt. Diese Mehrfachzucker werden im Körper zu Einfachzucker verstoffwechselt. Essen wir also ein schönes Weizenbrötchen zum Frühstück, dann essen wir praktisch Stärke und somit Zucker! Ein Brötchen mit 100 g Gewicht besteht aus 50 g reinen Kohlenhydraten und hat durch das Weißmehl des Weizens einen Glykämischen Index von bis zu 95 %. Bedeutet, dass wir statt dem Brötchen auch 50 g Schokolade essen könnten. Das wäre für den Nährwert eigentlich völlig egal. Weißes Weizenmehl hat einen sehr hohen GI (Glykämischen Index) von etwa 95 %.

Es wird Zeit das etwas genauer zu erklären.

Der Glykämische Index sagt aus wie schnell und wie stark der Blutzuckerspiegel nach den einzelnen Mahlzeiten wirklich ansteigt.

Das Messen beruht auf der Aufnahme von 50 g Zucker. Deshalb müssen die Testpersonen 50 g Zucker in Form der verschiedensten Nahrungsmittel zu sich nehmen, aber diese müssen immer 50 g Zucker entsprechen. So waren zum Beispiel 100 g Weißbrot zu essen, was 50 g Zucker in Form von Stärke entspricht. Um 50 g Zucker zu essen mussten 450 g Äpfel gegessen werden. Bei Tomaten waren es gigantische 1.700 g, um den Zuckerwert von 50 g zu erreichen. Nach dem Verzehr dieser Nahrungsmittel mit je 50 g Zuckergehalt wurde bei dem Versuch von David Jenkins 1981 sofort nach dem Essen, nach 15 Minuten, 30 Minuten, 45 Minuten, 60 Minuten, 90 Minuten und 120 Minuten der Blutzuckerspiegel gemessen. Dabei wurde festgestellt, dass reiner Traubenzucker den Blutzuckerspiegel am schnellsten erhöht und somit mit dem Glykämischen Index von 100 % bewertet wurde. Alle anderen gemessenen Nahrungsmittel wurden in das Verhältnis zu diesem Wert gestellt. Heute sind alle Glykämischen Indexe von unseren Nahrungsmitteln bekannt.

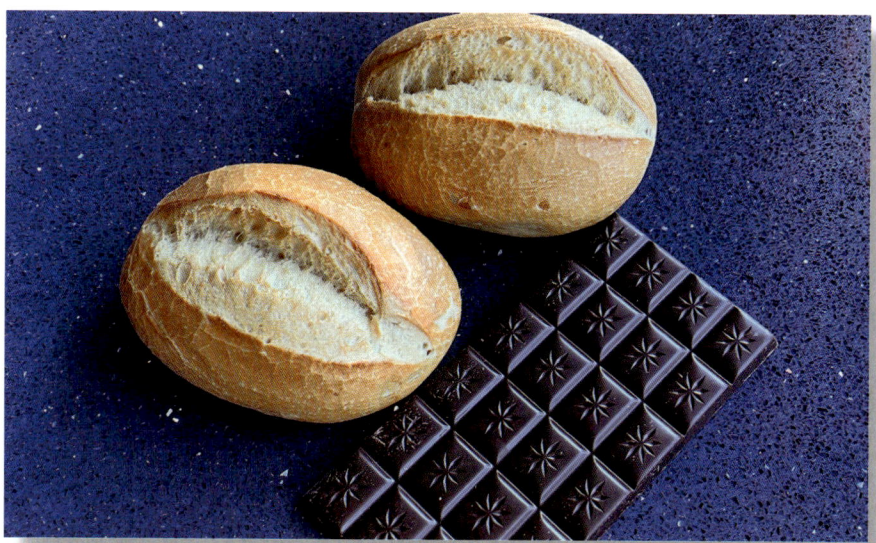

Zwei Brötchen entsprechen dem gleichen Zuckergehalt wie eine Tafel Schokolade. Das klingt unglaublich, ist aber wahr.

Info zum Glykämischen Index

Basiswert für den GI ist Traubenzucker mit einem GI von 100 % bezogen auf 50 g Gewicht.

So hat:
» Stärke einen GI von 95 % bestehend aus mehreren Glucose Bausteinen
» Saccharose (Haushaltszucker) = Glucose + Fructose einen GI von 65 %
» Milchzucker = Glucose und Galaktose einen GI von 40 %
» Fructose (Fruchtzucker) einen GI von 20 %

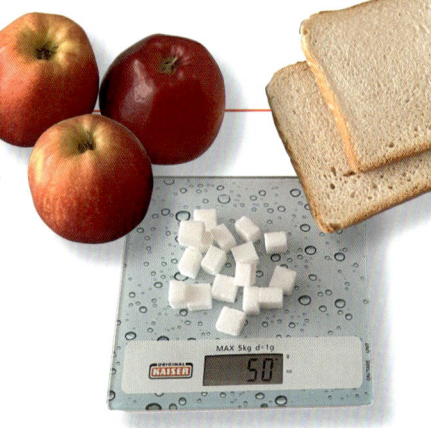

50 g entspricht zwei Scheiben Toastbrot oder 450 g Äpfeln. Was da wohl gesünder für uns ist?

Gemessen an diesem GI können Sie erkennen, dass Stärkeprodukte fast so schnell wie Traubenzucker den Blutzuckerspiegel ansteigen lassen. Fruchtzucker lässt den Blutzucker nur gering ansteigen.

Aus diesen Prozentzahlen des GI können wir erkennen, dass das so oft propagierte Ausweichen auf Vollkornprodukte, gerade beim Brot, uns nicht wirklich etwas nützt, denn Vollkornbrot bleibt ein Stärkeprodukt genauso wie das Weizenbrötchen, nur dass durch den GI von etwa 70 % des Vollkornmehles das Ganze im Körper etwas langsamer abläuft. Vollkornmehl hat aber einen GI wie unser Haushaltszucker und jetzt können wir erkennen, welche Probleme auch durch Vollkornbrote entstehen, da könnten Sie genauso gut reinen Zucker essen statt einer Scheibe Brot.

Was interessiert mich der Glykämische Index?

Berechtigte Frage. Ich will Sie wegbringen von der Stärke in Ihrem Leben. Gelingt das einigermaßen, dann können die Pfunde purzeln.

Sie protestieren jetzt hoffentlich folgendermaßen: „Stärke, das ist doch Mehl aus Getreide. Da soll ich jetzt auf mein Brot verzichten? Geht´s noch? Frühstück ohne Brötchen, Semmeln, Brezen, Vollkornstangerl? Frisches Brot zur Käseplatte?"
Na klar, es geht auch ohne! Und dann kommt der Kuchen noch dazu, alles reine Stärke.

Und die Nudeln? Was soll man denn beim Italiener essen? Die köstlichen Pasta Variationen, alle gestrichen? An die Pizza gar nicht zu denken! Was wäre dann mit dem Vorschlag auf dunkles Biomehl umzusteigen? Vergessen Sie es!
„Das sind ja trübe Aussichten, ich glaube ich verschenke jetzt dieses Buch!"
Jäger und Sammler essen nur Nahrung mit niedrigem GI von 0 bis etwa 50!!
Getreide, Kartoffeln und Zucker gehören nicht zu unserer Ernährung!

Jetzt gehen wir einkaufen!

Ein kluger Ernährungsspezialist, nämlich Mike Pollan aus den USA, hat gesagt: Essen Sie nichts, was Ihre Großmutter nicht als Essen erkannt hätte!

Ich würde gerne noch weiter gehen, wenn wir jetzt einen Supermarkt besuchen: „Nehmen Sie geistig Ihre Urgroßmutter mit und lassen Sie diese den Einkauf erledigen!"

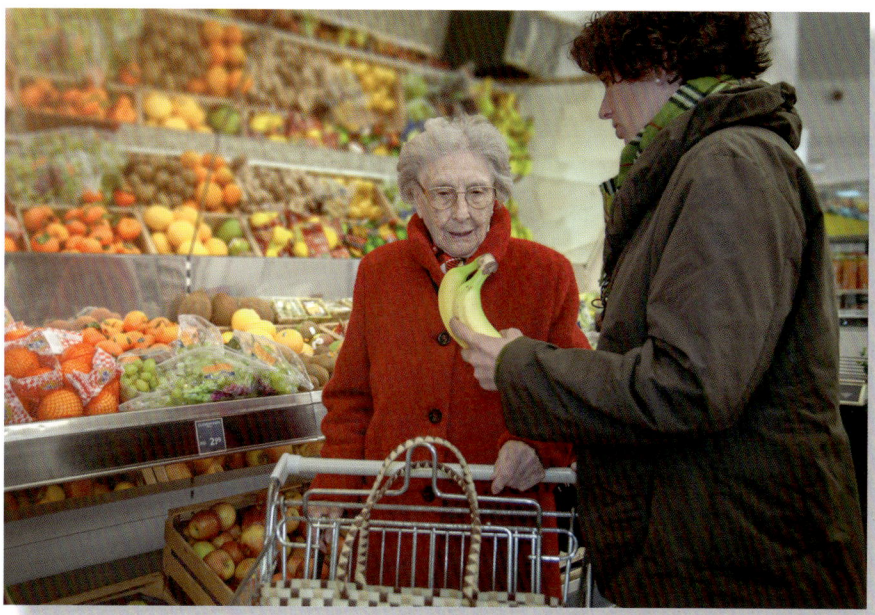

Nehmen Sie Ihre Urgroßmutter mit zum Einkaufen.   Peter Maszlen – stock.adobe.com

Was interessiert mich der Glykämische Index?

Wenn wir von etwa 30 Jahren pro Generationswechsel für junge Mütter ausgehen, dann sind das jetzt 90 Jahre, die inzwischen vergangen sind. Was wird die Urgroßmutter wohl im Supermarkt in ihren Wagen packen und zum Essen mit nach Hause nehmen?

Oft kommt man zuerst am Obststand vorbei. Bis auf einige Exoten wird die Uroma wohl gut mit Obst und Gemüse zurechtkommen. Mit Konserven funktioniert der Einkauf auch noch ganz gut. Milch, Mehl, Butter, Zucker und die bekannten Eier, das klappt.

An der Tiefkühltruhe wird es spannend, denn nur die sichtbaren Fleisch- und Fischteile, die zu erkennen sind, gefallen der Uroma. Pizza und all das „verpackte Zeug", das da gefroren rumliegt findet keine Gnade. Ganz vorbei ist es mit lustig, wenn wir an den Süßwaren und Snackartikeln mit den tollen Fantasiefarben vorbei schlendern. Das „Giftzeug" bleibt einfach liegen. Recht hat sie, denn in den Lebensmitteln im Supermarkt verbergen sich rund 50, jawohl 50, verschiedene Zuckerstoffe mit den tollsten Namen. Und wenn Sie mehr als fünf Bestandteile in einem verpackten Produkt aufgezählt finden, dann lassen Sie es bitte auch liegen, denn Ihre Uroma ist schon ein Stück weiter gegangen.

Es ist nicht alles Rohkost was Uroma im Wagen gesammelt hat, aber es ist zumindest Frischware und weitgehend unbehandelt.
Wenn Sie jetzt anfangen umzudenken und wie Uroma zu handeln, dann sind Sie auf dem besten Weg gesünder zu werden.
Wir sind zwar immer noch von reiner Rohkost entfernt, aber eigentlich schon auf dem guten Weg zur Rohkost mit Beschiss.

In unseren Supermärkten finden wir rund fünfzig verschiedene Namen für „Zucker"! Unter Zucker stellen wir Verbraucher uns eigentlich den typischen weißen Haushaltszucker vor. Weit gefehlt! Wollen Sie einmal Zuckernamen lesen, um vielleicht beim nächsten Einkauf einige davon auf der Verpackung zu entdecken? Bitteschön, hier kommen die vielen Zuckernamen und alle sind Kohlenhydrate mit gleichem Kaloriengehalt.

» *Agavendicksaft*
» *Ahornsirup*
» *Apfelsüße*
» *Dextrin*
» *Dextrose*
» *Dicksaft*
» *Fruchtextrakt*
» *Fruchtkonzentrat*
» *Fruchtpüree*
» *Fruchtsaftkonzentrat*
» *Fruchtsüße*
» *Fruchtzucker*
» *Fruktose*
» *Fruktose-Glukose-Sirup*
» *Fruktosesirup*
» *Gerstenmalz*
» *Gerstenmalzextrakt*
» *gezuckerte Kondensmilch*
» *Glukose*
» *Glukose-Fruktose-Sirup*
» *Glukosesirup*
» *Honig*
» *Inulin*
» *Invertzucker*
» *Invertzuckercreme*
» *Invertzuckersirup*
» *Joghurtpulver*

» *Karamellsirup*
» *Karamellzuckersirup*
» *Kokosblütenzucker, -nektar, -sirup*
» *Konzentrierte Fruchtsäfte*
» *Laktose*
» *Magermilchpulver*
» *Maltodextrin*
» *Maltose*
» *Malzextrakt*
» *Milchzucker*
» *Molkenerzeugnis*
» *Molkenpulver*
» *Oligofruktose*
» *Polydextrose*
» *Raffinade*
» *Raffinose*
» *Rohrohrzucker*
» *Saccharose*
» *Stärkesirup*
» *Süßmolkenpulver*
» *Traubenfrucht*
» *Traubensüße*
» *Traubenzucker*
» *Trockenobst*
» *Vollmilchpulver*
» *Weizendextrin*
» *Zuckerrübensirup*

Quelle: Entnommen aus „Das Lipödem Buch".

Nochmal zurück zur Hardcore-Rohkost

Schnell noch einmal zur reinen Lehre der Rohkost, die aber zugegeben sehr schwer nachzuverfolgen ist. Stellen Sie sich vor, Sie dürfen alles essen das roh ist, eventuell bis knapp um 45 Grad Celsius kurz erhitzt.
So verfechten die eingefleischten Rohköstler diese Art des Essens.
Fangen wir einmal an das kurz zu besprechen.

Fleisch ist nicht verboten, aber roh? Ja, Tatar kennen wir. Rohes Rindfleisch fein durchgedreht, mit Eigelb, Zwiebeln vermischt und gut gewürzt. Aber ohne Brot? Kaum zu machen! Schlachttiere, Wild und Geflügel sind kaum auf dem Speiseplan des Rohköstlers zu finden.

Roher Fisch, das ist die Rettung. Auf zum Japaner und Sushi und Sashimi bestellt. Sushi geht nicht, weil mit gekochtem Reis. Sashimi geht, da roher Fisch. Jeder will das nicht, aber Japanfans haben da keine Probleme und sind dann echte Rohköstler, solange sie beim rohen Sashimi bleiben.
Anderes Meeresgetier funktioniert roh, auch meist beim Japaner. Die Ebi Shrimps sind roh ganz lecker und Muscheln, Austern und ähnliches ziehen sich die Japanfreaks sowieso gerne rein. Aber man kann schlecht nur von rohen Austern leben.

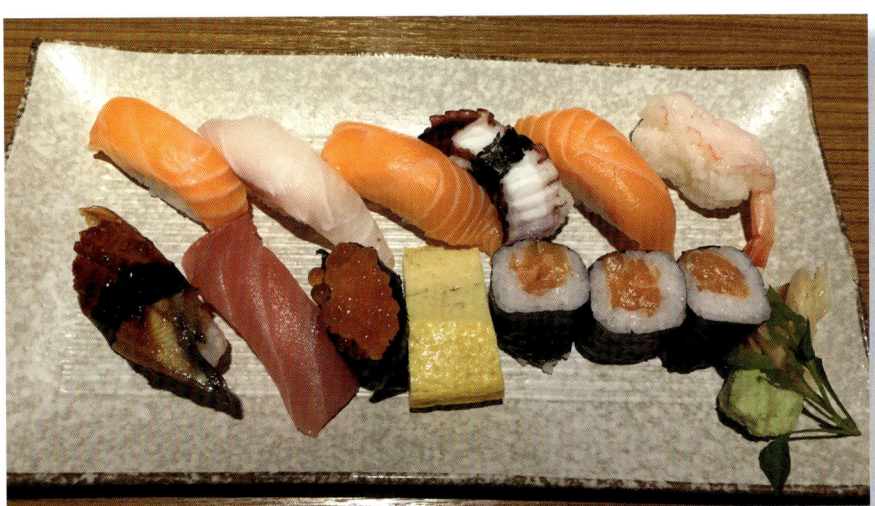

Japanisches Sushi hat viele Fans und der hoffentlich kleine Klacks Reis ist zu verzeihen.

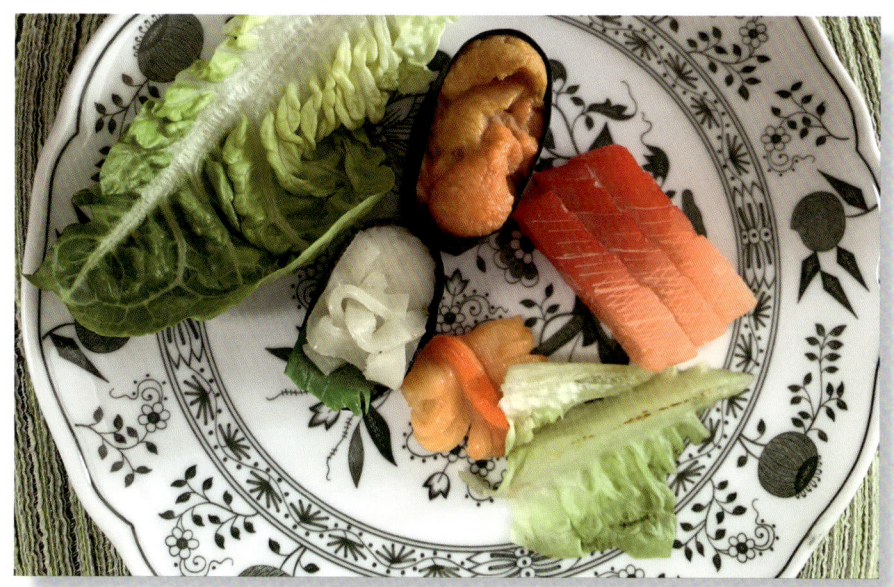

Roher Fisch und Muscheln, sowie das rohe Innere des Seeigels, Uni genannt, entzücken viele Japanfans. Pure Rohkost!

Die große Gruppe der Gemüse ist ein Rettungsanker. Hardcore heißt aber wieder roh oder bestenfalls etwas lauwarm übergossen. Roher Blumenkohl, Brokkoli, Rote Beete, Karotten, Tomaten, frische Erbsen, das geht alles ganz gut. Gewürze eigentlich nicht erwünscht bei hardcore. Da fängt dann später unser Beschiss an aufzutrumpfen. Etliche Gemüse klappen nicht, weil unbekömmlich oder sogar giftig. Denken Sie an grüne Bohnen, die gehen wenn zumindest kurz abgekocht. Können dann noch etwas hart im Biss sein, sind aber schon wieder rausgefallen aus dem Rohkostraster. Ist schon schwierig mit der Rohkost.

Salate gehen sehr gut, schmecken aber nur mit etwas Dressing wirklich gut. Da meckert der Rohkostpapst schon wieder, aber was sein muss, muss eben sein! Wir machen ´s mit!!!

Wäre schön, wenn jetzt auf den Salaten ein gekochtes Ei in Scheiben geschnitten liegen würde. Klar, Beschiss muss sein.

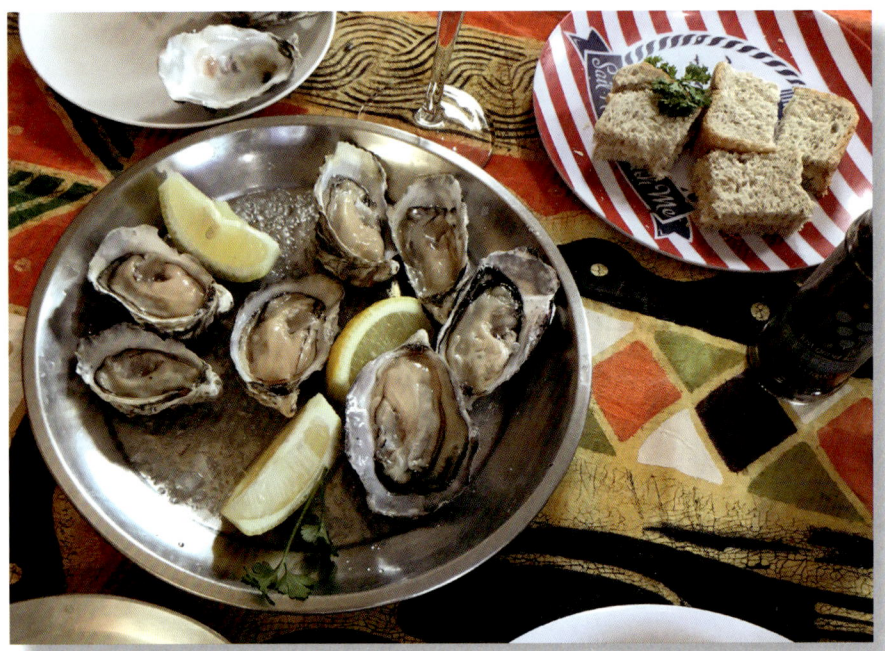

Austern, für viele eine Delikatesse, für Manche dagegen etwas eklig.
Wer es mag, soll es genießen.

Der selige Herr Wandmaker, der so viel bewegte in der Rohkost- und Gesundheitsszene, propagierte ganz engagiert die Früchterohkost. Ein interessanter Ansatz. Früchte schmecken gut, sind meist schön süß und wie der Name schon sagt „fruchtig", also hinein in die Fruchtmahlzeit. Es ist ja keine Diätform, sondern die reinste Rohkost wie sie wohl schon der Homo sapiens vor 100.000 Jahren gerne gegessen hat. Musste er sich aber noch mit dem Besorgen von Früchten sehr abquälen, so haben wir es heute leicht eine reine Obstkost zu uns zu nehmen. Supermarkt, Bauernmarkt oder Biomarkt sind ideale Plätze, um sich nur noch von frischem Obst zu ernähren und gesünder zu leben.

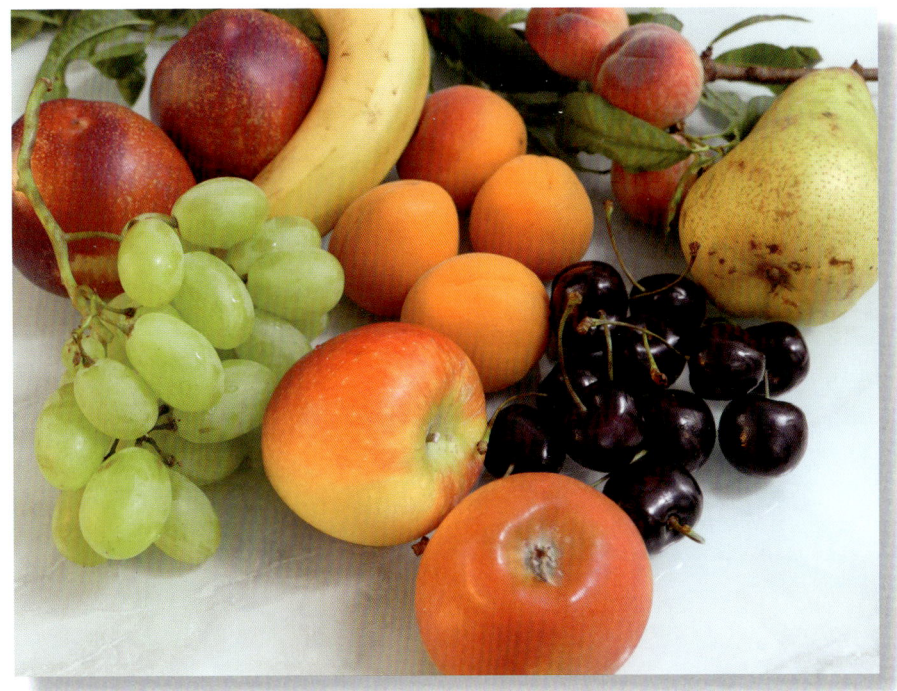

Beste Nahrung direkt aus der Natur.

Ich höre die Aufschreie:

Woher bekomme ich mein wichtiges Eiweiß?

Woher mein gutes Fett? *Wo bleibt mein Eiweiß?*

Obst und Gemüse enthalten natürlich auch Eiweiß, zwar nicht soviel wie Fleisch, Fisch, Eier oder Milch, aber dennoch genug, um unseren Körper mit den nötigen Aminosäuren zu versorgen. Der Mensch benötigt pro kg Körpergewicht nur etwa 0,8 g Eiweiß und das kann er sich bei Obst- und Gemüseverzehr spielend holen. Früchte haben im Durchschnitt nur ein Gramm Aminosäuren aus denen Protein gebildet wird. Dennoch befinden sich Früchte in bester Gesellschaft, denn Muttermilch besitzt in etwa die gleichen Werte. Würde man sich ausschließlich von Früchten ernähren, würden wir schnell feststellen, dass der Fruchtzucker uns nicht in die Gefahr eines Diabetes bringt.

Nochmal zurück zur Hardcore-Rohkost

Auch genügend wichtige Fette versorgen den Körper bei überwiegender Ernährung mit Früchten und Gemüsen.

Da muss man nur mal an einen Gorilla denken, der sich hauptsächlich von
Blättern, Früchten und ab und zu etwas
tierischem Eiweiß in Form von Käfern,
Ameisen oder Termiten ernährt. Ähnlich ist es auch bei den Schimpansen,
unseren nächsten Verwandten.

Sie bevorzugen ebenfalls Blätter, Wurzeln und Früchte und ab und zu einen
kleinen Vogel oder Eier, oder sonst ein
kleines „Tierchen", das ihnen über den

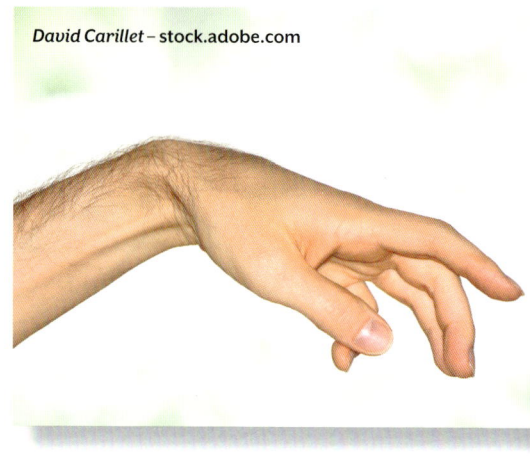

David Carillet – **stock.adobe.com**

Weg läuft. Passt also ziemlich gut in die althergebrachte Ernährung der menschlichen Jäger und Sammler.

So ein Zweizentner Gorilla kommt bestens mit dieser einfachen Ernährung zurecht
und entwickelt eine unbändige Kraft. Das perfekte Ochsensteak, das wir glauben
essen zu müssen, um unseren Eiweißbedarf zu decken, stammt auch von dem
Rindvieh, das sich mit einfachem Gras zu einem riesigen Bullen entwickelt hat.
Ganz ohne Eiweiß Kraftnahrung.

Es kommt immer darauf an, was ein Körper mit der Nahrung alles machen kann!

Es ist wirklich so, dass wir von einer mächtigen Ernährungsindustrie geführt oder
besser gesagt verführt werden. Unser Lebensstil hat sich in den letzten 75 Jahren
nach dem Zweiten Weltkrieg völlig verändert. Und die Revolution durch das Internet in den letzten 25 Jahren hat noch brutalere Einschnitte für unser Leben bedeutet. Sicher vieles, das unser modernes Leben heute erleichtern kann, aber uns
scheint jetzt noch mehr die Zeit davon zu laufen. Wir leben im Internetzeitalter,
das sich bewusst oder unbewusst unseres Ernährungsverhaltens bemächtigt hat.
Zu jeder Tages- und Nachtzeit können wir auf das Internet und seine Angebote
zugreifen. Wir haben es uns angewöhnt unregelmäßig zu essen. In größeren Städten gibt es Lieferdienste, die uns zu jeder Zeit gewünschtes, vorgefertigtes Essen
liefern. Dieses Essen ist so zubereitet, dass wir es ohne große Mühe und ohne Be-

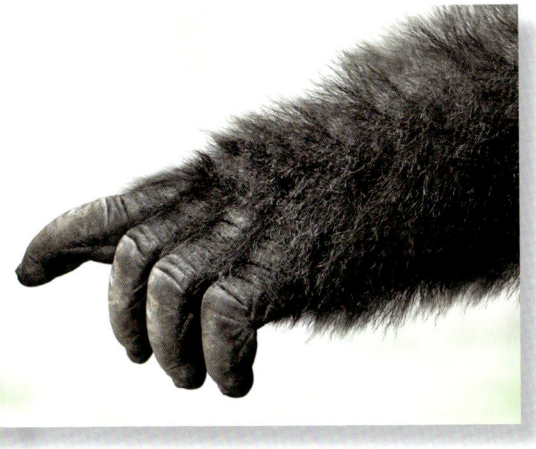

steck sofort schnell essen können. Das ist bewusst so gemacht. Wir sollen uns keine Zeit mehr nehmen, sondern nur noch kurz essen und durch alle möglichen Zusätze es als schmackhaftes Essen empfinden. Die Zusatzstoffe sorgen dafür, dass wir jedes vorbereitete Essen ziemlich gut akzeptieren und wieder bestellen würden. In kleineren Städten und auf dem Land müssen wir auch nichts vermissen, denn dort sorgen hunderte von vorgefertigten, abgepackten, tiefgefrorenen oder länger haltbar gemachten Speisen dafür, dass wir überhaupt nicht mehr selbst „kochen" müssen. Das ist angenehm und spart viel Zeit. Ein tiefgekühltes asiatisches Reisgericht mit Hühnchen schnell in der Mikrowelle „regeneriert" und natürlich auf einen schönen Teller umgefüllt, mit einem Löffel Mango Chutney übergossen und einer halben Scheibe Ananas, sowie der unschlagbaren Cocktailkirsche garniert. Welche Besucherin oder Besucher wird da nicht schwach ob dieser ausgezeichneten Kochkunst.

Silberrücken Berggorilla beim Blätterfrühstück. ↓

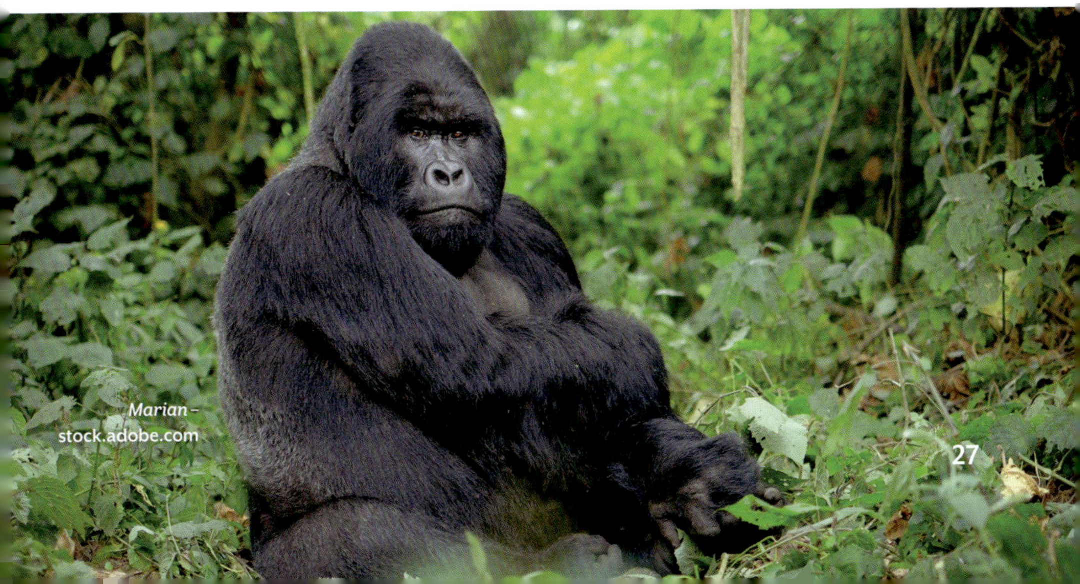

Marian –
stock.adobe.com

Rohkost ist die Härte für den modernen Menschen

Wer käme da auf die Idee dem Besucher einen Salat aus rohen Brokkoli/Blumen-kohl Röschen auf Tomatenscheiben mit gehackten Kräutern vorzusetzen? Selbst mit einem Löffel gewürztem Avocado-Mayonnaise-Dressing wäre es schwer mehr Punkte zu machen! Oder vielleicht doch lieber einen Obstteller. Nein, keinen ge-mischten Obstsalat mit Maraschino Likör, sondern einfach nur Früchte, und zwar nicht zu viel Durcheinander davon. Schlechte Gastgeber? Oder Rohköstler?

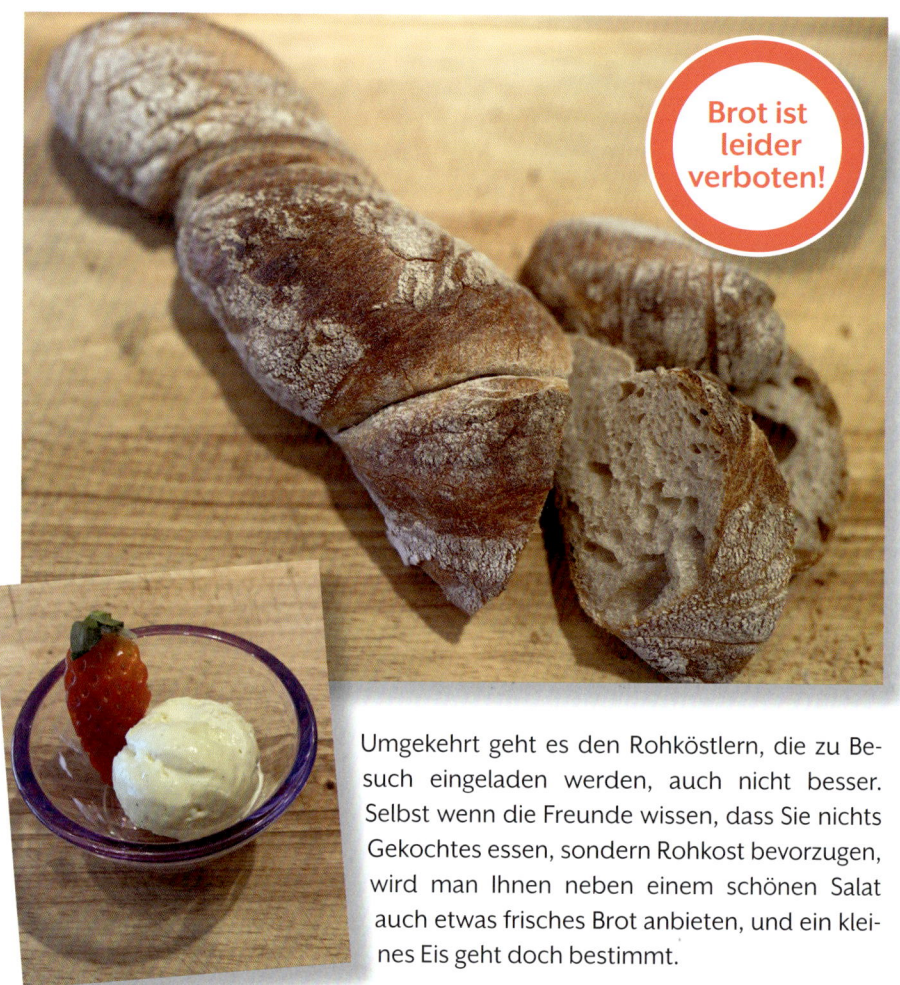

Brot ist leider verboten!

Umgekehrt geht es den Rohköstlern, die zu Be-such eingeladen werden, auch nicht besser. Selbst wenn die Freunde wissen, dass Sie nichts Gekochtes essen, sondern Rohkost bevorzugen, wird man Ihnen neben einem schönen Salat auch etwas frisches Brot anbieten, und ein klei-nes Eis geht doch bestimmt.

Das sind die Probleme, die man hat, wenn man konsequent bleiben will. Mit Beschiss wird es vielleicht für alle Beteiligten etwas besser und leichter. Das betrifft vor allem auch das Essen in der Familie. Sind Sie alleine dazu übergegangen sich, zumindest für eine Zeit lang zum Testen, der Rohkost zuzuwenden, müssen Sie hart bleiben! Sie haben ja den Trost und Vorteil, dass Rohkost sehr einfach sein kann. Die Familie isst die Pizza und Sie haben einen Teller mit schönen Tomaten

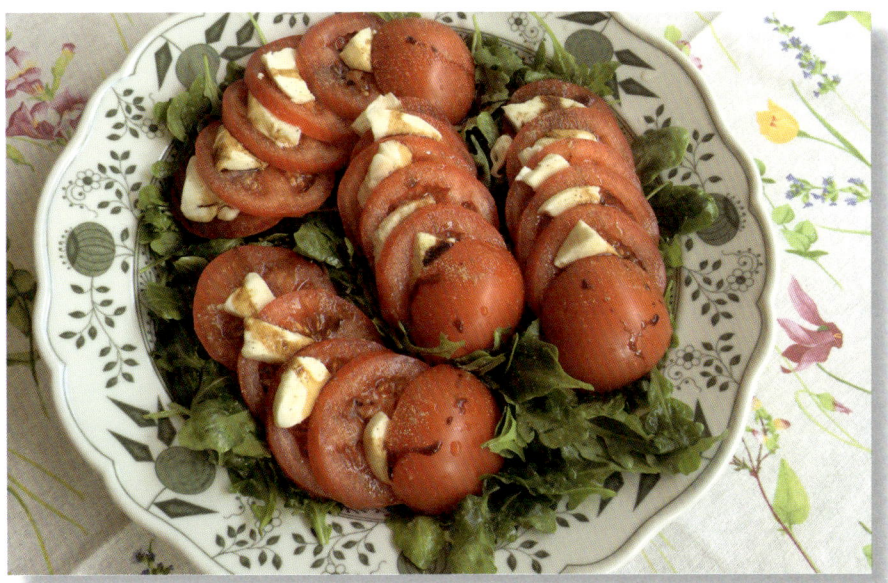

Rucola Tomate - Hier ist der kleine Beschiss der Mozarella Käse.

und ein paar Scheibchen Mozarella, bestreut mit Basilikumblättchen, vor sich stehen. Auf Weißbrot haben Sie großzügig verzichtet, denn das ist Weizenbrot und somit einer Ihrer größten Feinde. Bitte merken Sie sich das!

Noch einfacher geht es, wenn Sie sich zu einer Mahlzeit aus einer Sorte Obst entschließen würden, denn das hätte den Vorteil, dass Sie bei einer Sorte schneller satt werden. Einen Teller Apfelschnitze, die Banane in Scheiben, reichlich geschälte und klein geschnittene Orangen oder eine große Schale mit Himbeeren. Alles perfekt! O.k. streuen Sie ruhig ein bis zwei Esslöffel Walnusskerne oder Mandelblättchen darüber. Sieht auch schöner aus.

Ein schwieriges Thema - Übergewicht

Sie haben dieses Buch gekauft, weil Sie gesünder essen wollen und vielleicht auch, weil Sie abnehmen wollen. Es gibt viele Gründe für eine Umstellung in den Essgewohnheiten. Aber Gesundheit und Abnehmen sind wohl die beiden Hauptgründe, die uns dazu bewegen etwas in der Ernährung umzustellen.

Ganz bewusst wollen wir aber nicht über eine Diät sprechen, beziehungsweise schreiben. Solange Sie in diesem Buch lesen sind wir ein Team. Ein Team von Freunden, denn ich will Ihnen helfen. Ich habe auch alle Höhen und Tiefen während meines Menschenlebens im Bezug auf unsere Ernährung und ihre Folgen durchgemacht.
Kurz gesagt: Wir werden durch unsere falsche Ernährung krank und dazu noch fett gemacht!

Klingt brutal, ist aber so. Durch unsere genetischen Voraussetzungen macht sich das bei jedem Menschen irgendwie anders bemerkbar. Die Folgen sind sehr vielfältig und schlecht in ein Schema einzupassen.
Kurz zur Gesundheit. Es gibt Ernährungsregeln für die Vermeidung von Krebsgeschwüren. Liest man diese Empfehlungen kommt man sehr nahe in Richtung Rohkost. Schaut man sich illustrierte Magazine an, dann gibt es jede Woche mindestens ein Magazin am Kiosk, das viel Gemüse und Obst, vielleicht noch untermalt mit etwas Fisch, als Heilsbringer für Ihre Gesundheit empfiehlt. Am besten nur noch einmal die Woche Fleisch und wenn es geht kein rotes! Aber Körner sind irgendwie auch immer dabei, zumindest ein klein bisschen. So ganz kommen wir von unserer Körnernahrung doch nicht los. Und wenn es wenigstens zum Frühstück ein Müsli sein muss, mit dem man besser auf den Berg hinaufkommt. Wir sind aber keine Körnerfresser! Wir essen Körner erst seit ein paar Minuten in unserer Entwicklungsgeschichte!

Unser echtes Problem beim Thema Übergewicht ist die Stärke, die wir essen. Sprechen wir ruhig auch von Fettsucht. Wir sind süchtig gemacht worden auf stärkereiche Kohlenhydrate.
Kohlenhydrate sind die Hauptbestandteile unserer „modernen" Nahrung.

Nochmal: ***Wir essen zu viel, zu oft und falsch.***

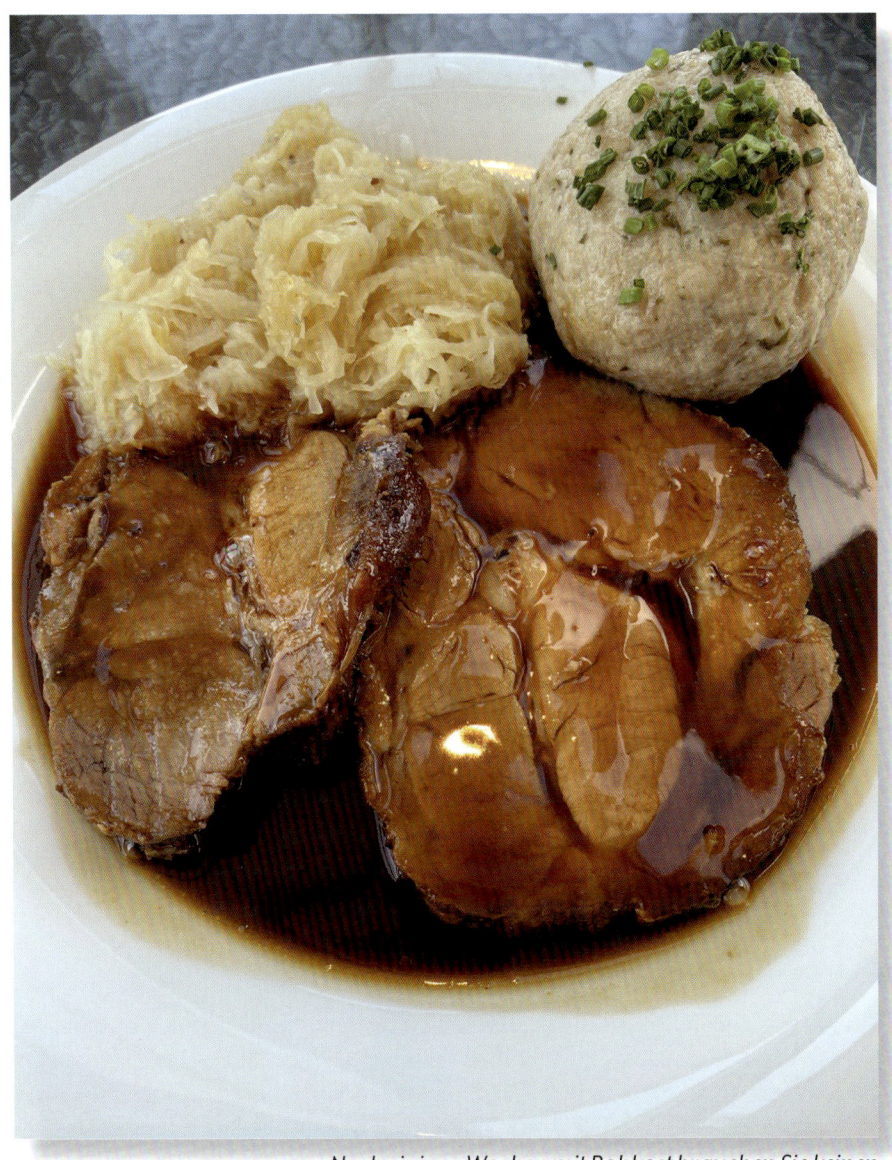

Nach einigen Wochen mit Rohkost brauchen Sie keinen
Schweinebraten mehr, denn Sie bekämen nur Verdauungsprobleme.

Wir müssen der Stärke entkommen

Zu viel bedeutet, dass unsere Portionen eigentlich zu groß sind und wenn wir dann auch noch zu oft größere Portionen essen, ist das doppelt belastend für unseren Körper. Und wir essen das Falsche. Das Falsche, weil man uns so viel Falsches und für uns ungeeignetes Essen als gesundes Essen vorgaukelt. Unsere Lebensmittel werden heute designt. Ja es gibt Foodstylisten, die konzentriert daran arbeiten unsere Lebensmittel so zu beeinflussen, dass sie besser aussehen, besser riechen und besser schmecken.

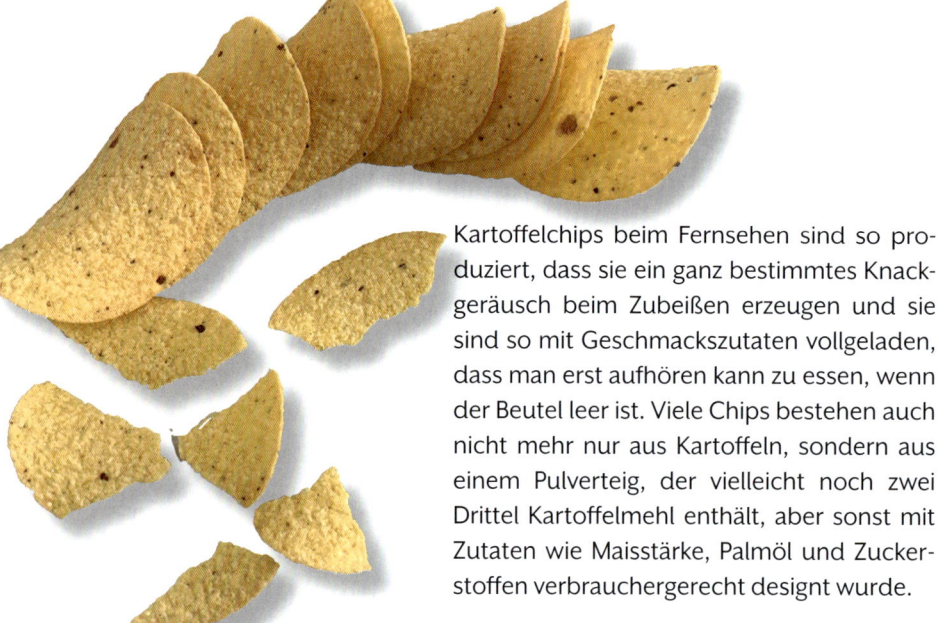

Kartoffelchips beim Fernsehen sind so produziert, dass sie ein ganz bestimmtes Knackgeräusch beim Zubeißen erzeugen und sie sind so mit Geschmackszutaten vollgeladen, dass man erst aufhören kann zu essen, wenn der Beutel leer ist. Viele Chips bestehen auch nicht mehr nur aus Kartoffeln, sondern aus einem Pulverteig, der vielleicht noch zwei Drittel Kartoffelmehl enthält, aber sonst mit Zutaten wie Maisstärke, Palmöl und Zuckerstoffen verbrauchergerecht designt wurde.

Wir müssen der Stärke entkommen

Stärke ist Zucker und Zucker geht bei uns Menschen über den Darm ins Blut. Um sich an die großen Mengen von Zucker anzupassen, die durch den riesigen Verzehr von stärkehaltigen Speisen entstehen, bräuchten wir Menschen aber rund 200.000 Jahre, damit sich unsere Gene entsprechend verändern. Wir haben gerade erst rund 10.000 solcher Jahre hinter uns gebracht! Durch die fehlenden genetischen Möglichkeiten des Menschen, sich an die Stärkemengen anzupassen, werden große Mengen von Traubenzucker in unser Blut aufgenommen und erhöhen den Blutzuckerwert und verursachen sehr ungleiche Zuckerspitzen im Blut. Unser Körper pendelt den Blutzucker normalerweise mit Hormonen auf 70 bis 110 mg Glucose pro Deziliter (dl) ein.

Ein Deziliter entspricht 100 ml Blut und somit 70 bis 110 mg Zucker.

Zehn Deziliter Blut, also ein Liter Blut enthält somit 700 bis 1.100 Milligramm, was 0,7 bis 1,1 Gramm pro Liter entspricht. Somit hat ein Mensch, der etwa fünf Liter Blut im Körper hat nur 3,5 bis 5,5 Gramm Glucose im gesamten Blut seines Körpers. Das entspricht etwa einem Kaffeelöffel Zucker, der nicht einmal gehäuft sein dürfte.

Durch unseren ständig übermäßigen, teils ungewollten und unkontrollierten Zuckerkonsum steigt die Vielzahl an Zivilisationskrankheiten rapide weltweit an. Diabetes ist als „Volkskrankheit" rasant auf dem Vormarsch.

Vermeiden Sie Stärke, wann immer es geht!

In der „modernen" Ernährung fast unmöglich, denn Stärke ist Füllmaterial für die Nahrungsmittelindustrie.

Die Stärke ist Ihr Feind Nummer eins!

Stärke = Zucker aus Getreide, wie Weizen, Dinkelweizen, Gerste, Hafer, aber auch Reis, Mais und Kartoffeln. Diese Stärke ist nicht gesund, nicht nährstoffreich sondern nur ungesunde Stärke. Diese Stärke gehört nicht zu unserer natürlichen Ernährung, denn sie begleitet uns erst seit einer sehr kurzen Zeitperiode unseres Daseins als Homo sapiens. Unser Körper kann diese Stärke nicht sinnvoll nutzen.

Alleine durch das komplette Weglassen dieser Stärkeprodukte werden Sie eine völlige Veränderung Ihres Körpers erleben.

Versuchen Sie nicht mit Brotersatz oder Vollkornprodukten, wie Vollkornbrot oder Vollkornnudeln sich etwas vorzumachen. Eine Scheibe Vollkornbrot hat mehr Glykämische Masse als eine halbe Tafel Schokolade, denn Vollkornbrot ist Getreide und somit reiner Zucker!

Jetzt sind Sie bereit für Rohkost mit Beschiss

Eigentlich hätte ich noch ein Fragezeichen hinter diese Überschrift setzen müssen, denn wer weiß, ob Sie wirklich schon bereit sind? Es ist schwierig mit der Rohkost, aber Sie werden bald kleine Fortschritte machen und Unterschiede feststellen.

Am schwierigsten ist der Kampf mit der eigenen Familie und Freunden, die Sie zum Essen einladen und einfach nicht verstehen werden, dass Sie das lecker vorbereitete Essen so nicht genießen wollen.

Ihrer Familie können Sie das ausgiebig erklären und es sollte klappen, dass man Ihnen hilft und Sie versteht. Sie können ja erst einmal sagen, dass Ihr Arzt, beziehungsweise Ihre Ärztin zu dieser Ernährungsumstellung geraten hat. Das wird zwar nicht passieren, denn Ärzte haben meist ihre Probleme mit Rohkost, denn das gehört nicht zum Ausbildungsspektrum.

Freunde sind etwas schwieriger, denn die wollen Ihnen ja etwas Gutes tun und strengen sich an ein tolles Essen bei einer Einladung zu zaubern. Sprechen Sie das Thema offen an und bitten Sie um Akzeptanz. Weichen Sie vor allem auf Salate und Gemüse aus. Statt einer Sahnecreme oder einem Eisdessert können Sie um einen einfachen Obstsalat bitten. Da fängt dann der kleine Beschiss schon an, ist aber zu verzeihen.

Ein weiteres allgegenwärtiges Thema ist die Verpflegung bei der Arbeit. Eigentlich ganz einfach, wenn man drüber nachdenkt. Was macht unser lieber Verwandter, der Schimpanse? Er sammelt Blätter, Früchte, Samen, Wurzeln, Nüsse, Eier. Oh, jetzt habe ich die Würmer und Schnecken vergessen, die der Schimpanse so gern mag. Aber auch diese Art von Eiweißnahrung ist bei uns Menschen im Kommen. Es gibt schon Kochbücher zum Thema Heuschrecken, Käfer und allerlei wurmartiges Getier und in fremden Kulturen sind diese Tierchen schon sehr lange als „Nahrungsmittel" feste Bestandteile.

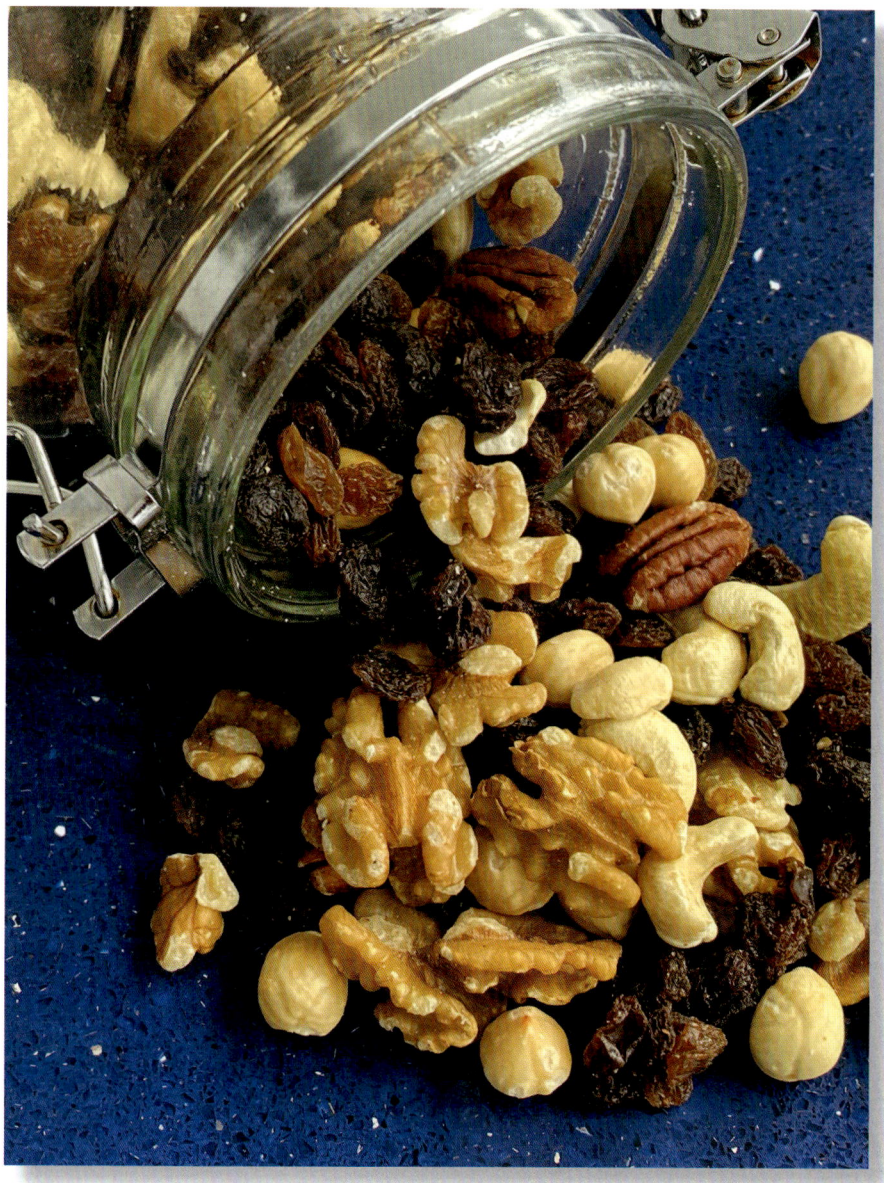

Nussmischung mit Rosinen, ein selbstgemachter Pausensnack.

So schön kann Rohkost sein!

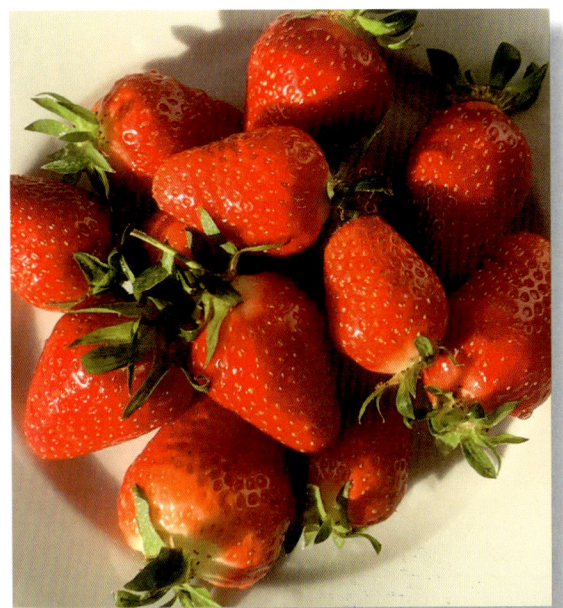

Nehmen Sie sich zur Arbeit verschiedene Salate in Behältern mit. Natürlich auch mit unseren „Beschiss" Salatsoßen verfeinert. Oder ganz einfach frisches Obst. Obst aller Art wird vielleicht Ihr neuer Pausensnack! Der gute Herr Wandmaker, Sie erinnern sich, das war der Rohkostpapst, würde jetzt empfehlen nicht zu viele Obstsorten zu vermischen. Also lieber zwei große Äpfel als erster Snack und dann eine Portion Heidelbeeren mit einer Banane.

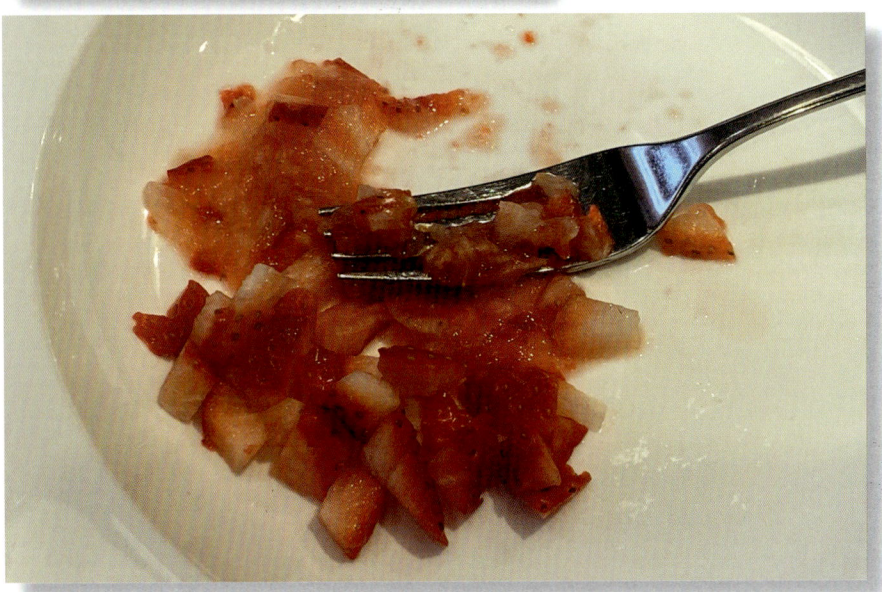

Oder doch lieber eine Portion Brokkoli Röschen, die Sie zu Hause drei Minuten in Salzwasser blanchiert hatten, mit einem Hauch Mayonnaise nach dem Erkalten verfeinert. Ein toller Snack, macht satt und enthält eigentlich keine Stärke. Übrigens Mayonnaise muss auf dem Glas stehen und nicht Salatmayonnaise, denn die ist schon wieder „gepanscht", enthält weniger Öl und dafür Bindemittel=Stärke. Also wachsam bleiben und lesen was auf der Verpackung steht!

Es sind die vielen kleinen Nadelstiche der Nahrungsmittelindustrie mit denen man uns im wahrsten Sinne des Wortes abhängig macht. Man will Sie nicht als Kunden verlieren und zurücklassen in die Welt mit gesundem, natürlichem Essen, das nicht mit Dutzenden von Hilfsstoffen perfekt verändert wurde. Sie sollen in der modernen Welt der Lebensmittelindustrie bleiben!

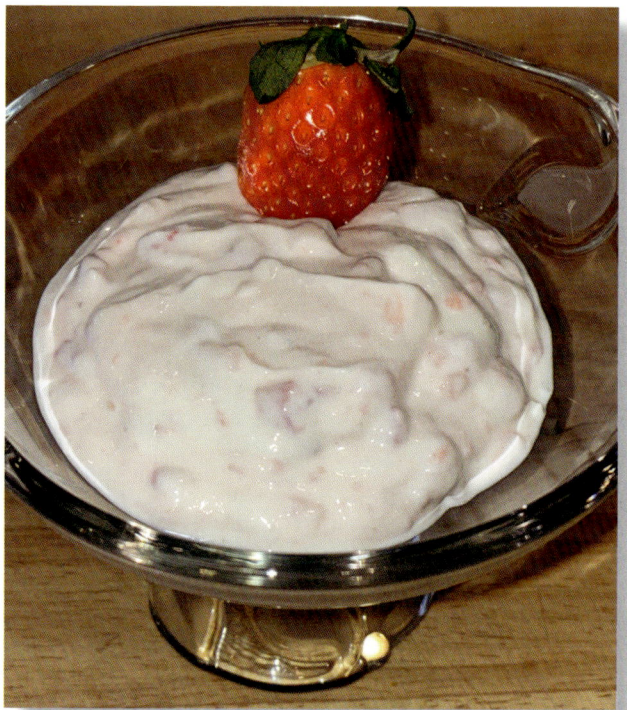

Wieso enthält ein Erdbeerjoghurt heute, bis auf wenige Ausnahmen, keine Erdbeeren mehr, sondern Erdbeergeschmack, der vielleicht im Labor aus Pilzen hergestellt wurde? Rohkost würde bedeuten, dass Sie sich frische Erdbeeren in der Hauptsaison kaufen und diese pur mit einem Löffel Schlagsahne oder Naturjoghurt genießen.

Echter Fruchtjoghurt, selbstgemacht mit frischen Erdbeeren. Einen Versuch ist es wert.

Die Low Carb Falle

Low Carb oder Keto Diäten sind momentan sehr angesagt. Wem es gelingt bei diesen Diätformen Kohlenhydrate, also eigentlich Stärke und Zuckerarten, so zu reduzieren, dass im Körper eine Ketose einsetzt, der wird Körperfett abbauen. Low Carb ist also keinesfalls mit Rohkost zu vergleichen, denn bei Low Carb und analog auch Ketodiäten wird fleißig gekocht. Hier kommt es in erster Linie darauf an zucker- und stärkehaltige Lebensmittel wegzulassen. Kochen in allen Varianten ist aber erlaubt. Bei der Rohkost gibt es kein Kochen. Nur maximal kurzzeitig erwärmen auf 40 bis 47 Grad Celsius oder ebenso das Dörren bis zu Temperaturen von 47 Grad Celsius wäre eine Möglichkeit, wobei die echte Rohkost auch das verbietet. SO WERDEN VITAMINE GESCHONT!

Was brauchen wir für die Rohkost in der Küche?

Ich habe mir immer wieder überlegt, ob ich eigentlich eine tolle, voll eingerichtete Küche brauchen würde, wenn ich mich ausschließlich von echter Rohkost ernähren würde?

Ganz schön viel „würde" in diesem Satz. Würden würde ich wohl nicht, denn um eine Banane, einen Apfel, eine Avocado oder einen schlichten Gurkensalat zu essen, genügte auch eine kleine Ecke in der Wohnung. Ein toller Herd mit Backofen, ein Grill und eine Mikrowelle wären eigentlich völlig überflüssig. Ein Kühlschrank müsste schon sein, damit das Gemüse frisch bleibt! Und eine Spüle mit Waschbecken für die Salate usw. muss auch sein. Gottseidank, also wäre doch eine, zumindest kompakte, Küche erlaubt. Und eine Küche besitzen Sie ja, also kann es losgehen.
Schauen wir zu den Hilfsgerätschaften, die bei der Rohkost und bei der Rohkost mit Beschiss hilfreich sein können.

Die zwei wichtigsten Geräte zum Zerkleinern von Gemüse und Früchten sind eine Küchenmaschine mit Schneideaufsätzen. Wenn Sie bereits eine haben, dann können Sie bei Bedarf mit Schneidezubehör aufrüsten, um Gemüse oder Früchte in Streifen, Würfel oder Scheiben zu schneiden. Anfangs genügt auch eine althergebrachte Reibe, oder ein Messer!

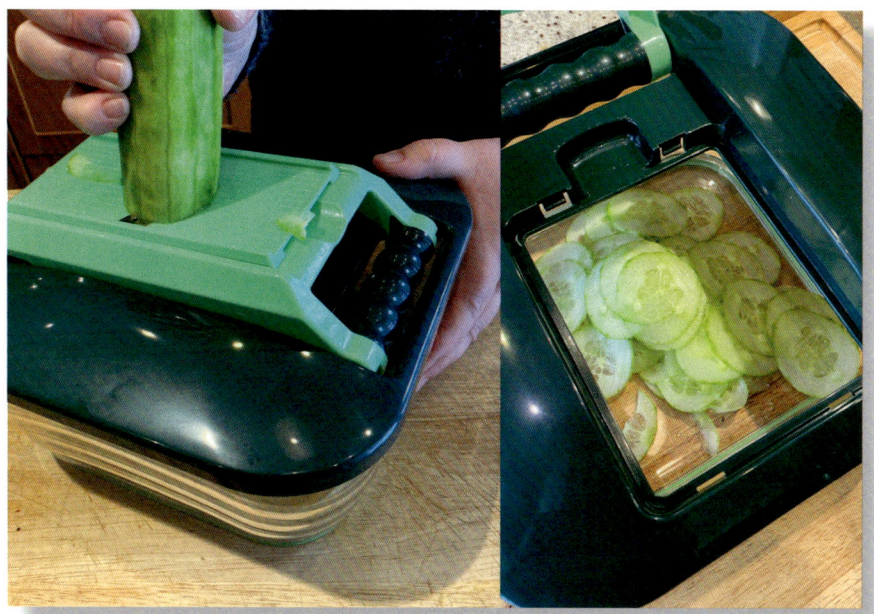

Es gibt zahlreiche Hilfsgeräte zum Zerkleinern von Obst und Gemüse.

Im Handel werden jede Menge Zerkleinerer angeboten. Einfach mal „googeln". Es gibt ganz einfache Teile zum Zerkleinern, aber auch solche mit gewaltigem Zubehör und da glaube ich, dass man diese vielen Teile nicht nutzen wird. Lieber etwas einfacher anfangen. Das praktische Problem bei vielen Küchengeräten ist hinterher das saubermachen und aufräumen. Nur die Geräte, die in der Küche direkt griffbereit stehen, werden auch wieder schnell und gerne benutzt.

Neudeutsch werden spezielle Food Processoren verkauft, die alle diese Schneidearbeiten übernehmen können. Achten Sie aber beim Neukauf auf eine gewisse Leistungsstärke des Gerätes, damit es länger Freude macht. Für Gemüse-Spaghetti oder ähnliche nudelartige Schnittarten gibt es spezielle Aufsätze oder auch günstige Einzelgeräte. Da werden in vielen Rezepten immer wieder die guten und nützlichen Zucchini zu Spaghetti, Linguini oder Lasagne Platten verarbeitet. Als Salat genutzt noch echte Rohkost, aber im Ofen mit Soße und Käse überbacken keine Rohkost mehr und viel zu viel Beschiss!

Was brauchen wir für die Rohkost in der Küche?

Das zweite, sinnvolle Gerät ist ein sogenannter Blender, auf gut deutsch ein Mixer. Dieser Mixer zerkleinert in verschiedenen Geschwindigkeiten alle Zutaten zu feinem Brei oder zu sogenannten Smoothies.

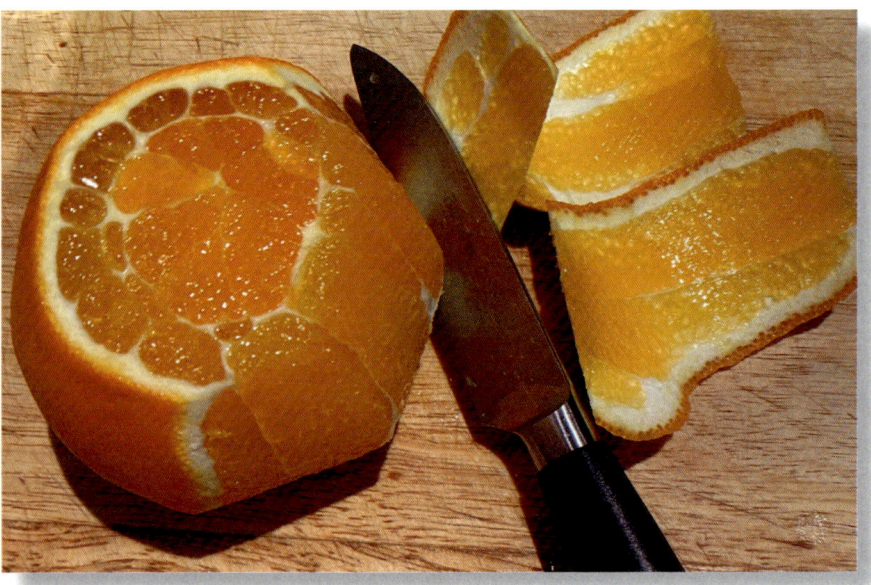

Frühmorgens als Frühstück zwei Orangen mit dem scharfen Messer großzügig abgeschält, damit die äußere Haut nicht in den Mixer kommt. Einen kräftigen Schuss kaltes Leitungswasser und die halbierten Orangen in den Mixer, wenige Sekunden gemixt und fertig ist der superfrische Orangensaft, der ruhig noch deutlich Fruchtfleisch besitzen darf, denn das macht ihn „bissiger"! Wer das Fruchtfleisch nicht so stark im Saft spüren will, lässt den Mixer einfach auf großer Stufe etwas länger laufen.

Diese „Smoothies" sind eine echte Alternative für einen schnellen Obstsalat oder eine Gemüseplatte im Glas. Natürlich wird durch das Zerkleinern eine Oxidation in Gang gesetzt, aber dennoch ist ein selbstgemachter Smoothie, der vier Stunden später als Mittagsmahlzeit getrunken wird, immer noch besser als ein Smoothie aus dem Supermarkt, der mehrere Tage, ja sogar Wochen gekühlt haltbar sein soll. Lesen Sie einmal die Haltbarkeitsdaten von Smoothies aus dem Supermarkt.

Da kann man nicht von Frische sprechen. Haltbarkeitsdaten von einem Monat und länger sind üblich. Wie sind solche langen Haltbarkeitsversprechen ohne konservierende Zusätze nur möglich? Die Smoothies werden pasteurisiert. Pasteurisieren bedeutet aber eine Kurzzeiterhitzung bis auf 100 Grad Celsius. Meist wird auf etwa 70 Grad Celsius kurz erhitzt. Aber bereits bei dieser Erhitzung werden zwar Mikroorganismen abgetötet, aber auch die Säfte und ihre Inhaltsstoffe beeinflusst. Das wasserlösliche Vitamin C wird stark beeinflusst und reduziert. Möglich wäre dafür von der Industrie der Zusatz von Ascorbinsäure. Lichteinfall während der langen Standzeit in einem Kühlregal zerstört ebenfalls Vitamine. Übrigens sitzen die meisten Vitamine bei Früchten direkt unter der Schale. Werden Äpfel ungeschält gemixt, wie es zu Hause möglich ist, dann haben Ihre zu Hause gemachten Smoothies einen weiteren großen Vorteil! Wer der Bessere und Vitaminreichere ist, darüber müssen wir jetzt wohl nicht mehr diskutieren. Also guten Mixer besorgen und schon haben Sie den perfekten Frühstücks- Zwischenmahlzeit- Büro-Smoothie selbst gemacht. Es gibt sehr gute und kühl haltende Flaschen zum selbst Befüllen im Fachhandel.

So einen Mixer werden Sie viel benutzen und deshalb bei einem Neukauf auch hier auf ein leistungsstarkes Gerät achten.

Gerne werden auch Entsafter als Zubehör bei einer Rohkostmahlzeit empfohlen. Doch was machen solche Entsafter? Sie entsaften zum Beispiel Karotten und bieten als Ergebnis einen sehr flüssigen Saft ohne spürbare Karottenrückstände. Aber Sie haben jetzt auch eine größere Menge an ziemlich trockenem Karottentrester, den Sie für nichts mehr verwenden können. Eigentlich schade und gut zu überlegen, ob Sie wirklich einen Entsafter brauchen, wenn Sie stattdessen einen starken Mixer kaufen. Dann bekommen Sie mit etwas Wasserzusatz einen kräftigen Karottensaft mit einigen kleinen Karottenstückchen. Auch nicht schlimm, aber besser für die Verdauung, auf jeden Fall.

Das war es auch schon mit den Küchenutensilien für die Rohkost.

Was brauchen wir für die Rohkost in der Küche?

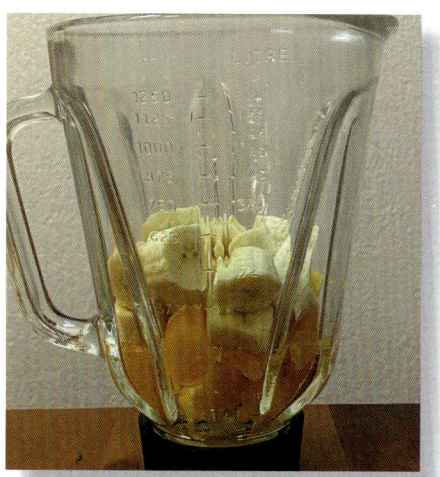 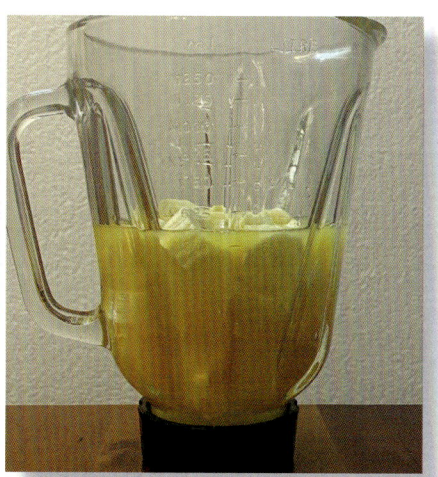

Wichtig ist es die Schale der Orangen wegen Bitterstoffen großzügig abzuschneiden. Die feine Haut mit entfernen. Orange grob zerkleinern, eventuell Bananenstücke zugeben und mit kaltem Wasser angießen. Zuerst auf mittlerer Stufe, dann auf größter Stufe mixen und abfüllen. Das „Dicke" setzt sich später etwas nach oben ab, dann einfach in der Flasche schütteln oder im Glas umrühren. Mit Früchten gibt es eine unendliche Vielfalt.

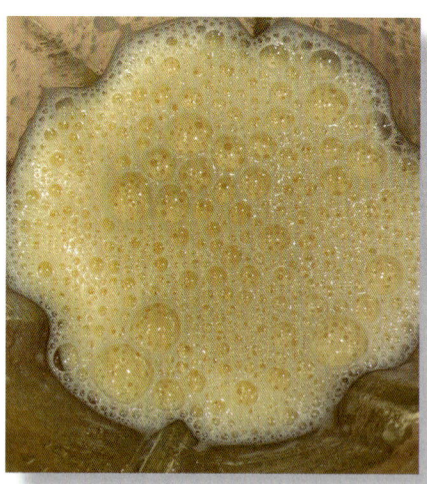 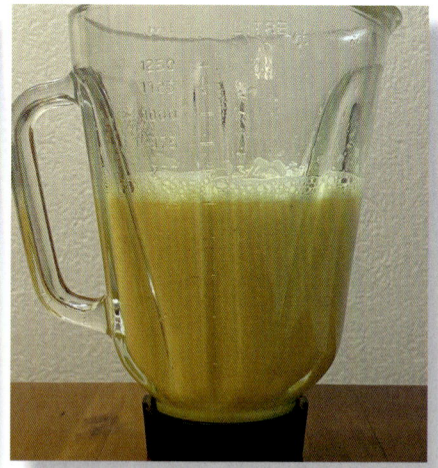

Warum haben Sie sich für dieses Buch entschieden? Sicher in erster Linie weil Sie abnehmen wollen. Sehr gut! Sie werden abnehmen, wenn Sie durchhalten sich überwiegend von Rohkost zu ernähren. Hier geht es nicht um eine Diät. Hier geht es um eine dauerhafte Änderung Ihres Essverhaltens. Ja, Ihr Essverhalten muss geändert werden, damit Sie abnehmen werden. Das ist verdammt schwer, denn wir stecken so richtig in einer Luxusfalle mit unserer westlichen Ernährung. Wir sind umgeben von dauerhafter Werbung mit Genussmitteln. Es scheint keine „normalen" und natürlichen Lebensmittel mehr in unserem Alltag zu geben. Fallen Sie nicht auf den inzwischen inflationären Begriff „BIO" herein. Selbst viele Biolebensmittel besitzen Zusatzstoffe, die dann zwar auch wieder Bio sein sollen, aber es ist einfach zu viel geworden, was man uns heute an Zusatzstoffen in unserer Ernährung anbietet. Wir wollen nicht anfangen über das Für und Wider über spezielle Nahrungsmittel und Ernährungsformen zu diskutieren, denn das würde den Rahmen sprengen und wir kämen zu keinem Diskussionsende.

Von unserer Normalkost zur Rohkost

Der plötzliche Umstieg von unserer normalen, liebgewonnenen Standardkost auf die zwar unkomplizierte, aber im ersten Moment so unlogische Rohkost, ist verdammt schwierig. Von heute auf morgen alles wegzulassen, was man so gewöhnt ist, wie soll das gehen?

Fangen wir mit dem üblichen Frühstück an. Was sind unsere üblichen Frühstücksbräuche. Es soll Menschen geben, die morgens nur eine Tasse Kaffee oder Tee trinken und dann zur Arbeit gehen. Nicht so verkehrt, denn der Körper ist noch im Ruhemodus. Es würde reichen am späteren Morgen etwas zu essen. Sehr gerne wird morgens Müsli gegessen. Für Kinder meist ein einfach zubereitetes und „süßes" Frühstück. Es gibt Dutzende von Müslikombinationen. Nur noch Milch oder Fruchtsaft drüber gießen, fertig ist das Müsli. Das ist bequem und man muss nicht lange überlegen. Auf den Packungen steht meist auch, dass Vitamine und Mineralien enthalten sind. Das ist super für´s Gewissen von Mama, aber auch gut für die Müsliproduzenten. Lesen Sie deshalb unbedingt die Zutatenliste, denn Zucker wird oft mit tollen Namen im Müsli versteckt und das sollte nicht sein. Viele Müsliproduzenten kämpfen heute um den Markt und müssen deshalb sehr gute Qualitäten anbieten. Aber zur Rohkost wird das vorgemischte Müsli dennoch nicht, denn Sie wissen ja, dass Getreide immer Stärke bedeutet und Stärke ist Zucker .

Toastbrot mit Marmelade - ganz schlecht für Rohköstler. Brot in jeder Form geht eigentlich überhaupt nicht. Bei Low Carb könnten Sie jetzt auf ein Rührei mit Schinken ohne Brot ausweichen. Bei Rohkost klappt das nicht. Bleiben erstmal Früchte, und zwar so wie sie die Natur uns anbietet, ohne Honig oder extra Zucker, weil die Orangen manchmal so sauer sein können. Das wäre nur eine Ausrede und für unseren Körper schädlich. Obst alleine gegessen ist immer basisch. Sodbrennen gibt es nur, wenn durcheinander gegessen wird.

Ausweichen auf Low Carb oder eine Keto Diät klappt also nicht, auch wenn viel Stärke und versteckter Zucker weggelassen wurde. Sie können bei der Rohkost als erstes oder zweites Frühstück auch gerne auf Gemüse ausweichen. Es spricht nichts gegen Gemüsesticks oder Avocados, Staudenselleriestangen, Salatgurken oder die universell einsetzbaren Tomaten.

Wer kann, isst diese Gemüse roh, so wie sie sind. Wer dabei etwas Probleme hat, kann sich ja einen Schuss Salatsoße dazu gönnen.

Frühstücksalternativen sind Smoothies aus rohem Gemüse und Obst. Damit können Sie es leicht bis mittags durchhalten, bevor Sie sich einen schönen Salat gönnen.

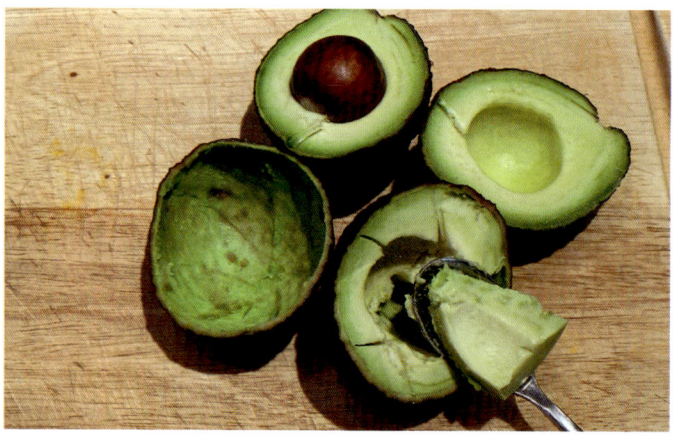

Avocados sind die perfekte Ergänzung für jeden Smoothie!

Sie machen Rohkost und das ist keine Diät! Das ist eine Lebensumstellung, die Ihrem Körper viel Gesundes tut! Kommen Sie weg von unserer drei Mahlzeiten plus Kaffee und Kuchen Esserei! Bleiben Sie stark! Rohkost ist neues Leben!

Mittagessen war früher der Klassiker in der Familie. Kam dann schnell aus der Mode, weil mit unserem Alltagsleben nicht mehr vereinbar. Oft arbeiten beide Eltern in einer Familie und die Schulzeiten sind auch unregelmäßiger. Also ist zwölf Uhr mittags völlig out, was das Essen angeht. Es reicht nur noch für einen schnellen Imbiss, der meist völlig falsch ist, was eine gesunde und vor allem angepasste Ernährung eines Homo sapiens und seiner Familie bedeutet.

Stärke pur bei diesem gigantischen Essen.
↓ Ein Problem unseres Lebensstils im Überfluss.

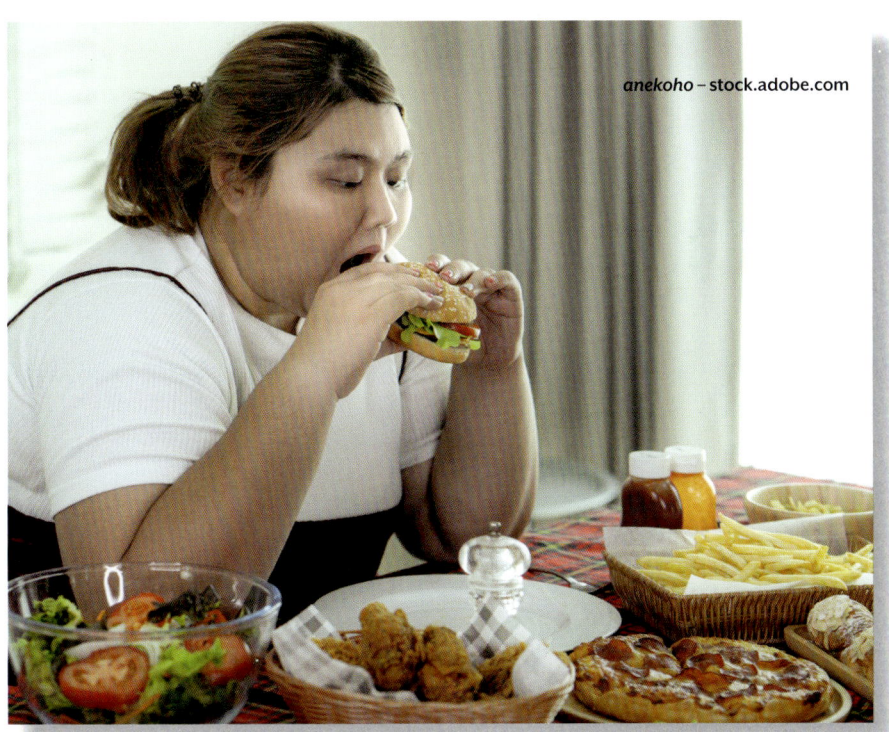

anekoho – stock.adobe.com

Von unserer Normalkost zur Rohkost

Abendessen sind heute zur Hauptmahlzeit geworden. Endlich kommt die Familie gegen spät nachmittags zusammen und mit etwas Familienglück wird dann zusammen gegessen und vorher gekocht. Nudeln, Pizza, Brote sind oft die Hauptspeisen. Dazu frischer Salat und etwas Gemüse. Soweit ganz o.k. aber keine Rohkost. Hauptbestandteile sind wieder Stärke in verschiedenen Varianten, also wieder jede Menge Zucker. Schade, denn der Homo sapiens Magen ist darauf nicht vorbereitet und oft fühlt man sich im wahrsten Sinne des Wortes nach solch einem Essen „genudelt". Auf die Pasta folgt zu allem Überfluss auch noch ein leckeres Dessert mit viel Zucker und über die zusätzlichen Getränke wollen wir nicht sprechen. Alles in allem ein schönes Abendessen, aber für den Magen eine starke Belastung. Der Blutzucker knallt hoch und die Basis für einen späteren Altersdiabetes ist gelegt.

Habe ich Ihnen jetzt das Abendessen verdorben? War vielleicht meine Absicht, denn rund zwei Drittel der deutschen Männer und die Hälfte der deutschen Frauen sind übergewichtig.
Und es wird nicht besser! Die Zahlen steigen seit Jahren. Die Begleiterkrankungen nehmen zu. Wenn Sie jetzt weiter von der Rohkost mit Beschiss überzeugt sind, werden Sie nicht zur Gruppe der Übergewichtigen gehören und Ihre Gesundheit wird sich verbessern. Ganz alleine durch den Umstand, dass Sie Zucker, Stärke, ungesunde Fette und stark verarbeitete Lebensmittel mit vielen Zusätzen, Geschmacksstoffen, Farbstoffen und was sich die Industrie sonst noch alles einfallen lässt, gegen natürlich gewachsene, unbehandelte Lebensmittel austauschen.

Klingt einfach, ist aber sehr schwer! Wenn Sie das schaffen, dann haben Sie meine volle Bewunderung!

Kühles Wasser, mit einem Eiswürfel und einer Bio-Limone, ist das perfekte Getränk für echte Rohköstler.

Ganz richtig bei harter Rohkost wäre Wasser! Der Mensch braucht täglich, je nach Situation zwei bis drei Liter Flüssigkeit. Unser Leitungswasser ist theoretisch das richtige Getränk für uns. Theoretisch, aber praktisch ist unser Leitungswasser nicht mehr so problemlos zu genießen, denn die von der Trinkwasserverordnung vorgegebenen Parameter können oft nur noch mit großem Aufwand in den Wasserwerken erreicht werden. In vielen Gegenden Deutschlands mit intensiver Viehzucht oder Agrarflächen sind die Nitratwerte bedenklich hoch. Man könnte sich beispielsweise ein Filtersystem an den Wasseranschluss der Küchenspüle montieren lassen oder zum Trinken auf Mineralwasser ausweichen.

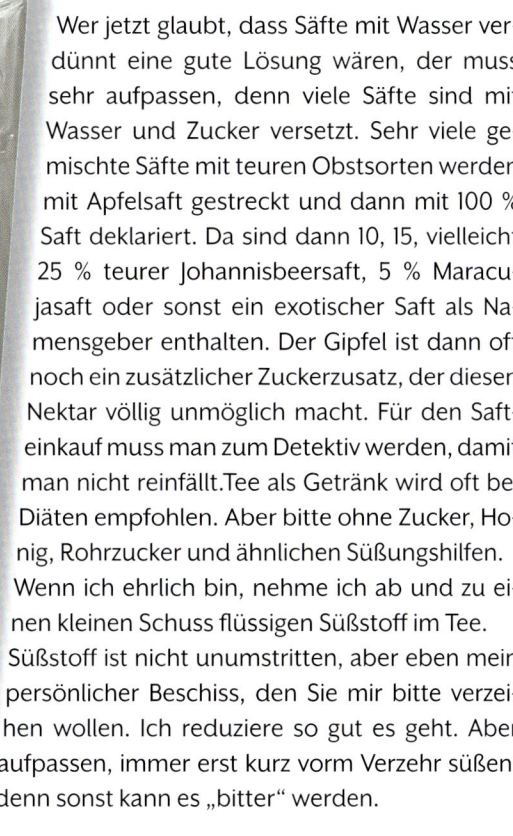

Wer jetzt glaubt, dass Säfte mit Wasser verdünnt eine gute Lösung wären, der muss sehr aufpassen, denn viele Säfte sind mit Wasser und Zucker versetzt. Sehr viele gemischte Säfte mit teuren Obstsorten werden mit Apfelsaft gestreckt und dann mit 100 % Saft deklariert. Da sind dann 10, 15, vielleicht 25 % teurer Johannisbeersaft, 5 % Maracujasaft oder sonst ein exotischer Saft als Namensgeber enthalten. Der Gipfel ist dann oft noch ein zusätzlicher Zuckerzusatz, der diesen Nektar völlig unmöglich macht. Für den Safteinkauf muss man zum Detektiv werden, damit man nicht reinfällt.Tee als Getränk wird oft bei Diäten empfohlen. Aber bitte ohne Zucker, Honig, Rohrzucker und ähnlichen Süßungshilfen. Wenn ich ehrlich bin, nehme ich ab und zu einen kleinen Schuss flüssigen Süßstoff im Tee. Süßstoff ist nicht unumstritten, aber eben mein persönlicher Beschiss, den Sie mir bitte verzeihen wollen. Ich reduziere so gut es geht. Aber aufpassen, immer erst kurz vorm Verzehr süßen, denn sonst kann es „bitter" werden.

Die richtigen Getränke zur Rohkost

Kaffee, ist vielleicht ein Reizwort. Wir Deutschen sind Kaffeetrinker, und wieso soll ich Ihnen den Genuss von ein paar Tassen Kaffee wegen der Rohkost vermiesen? Ich trinke auch täglich zwei bis drei Tassen Kaffee und gerne mal einen guten Schwarztee.

Wichtig bei der ganzen Trinkerei ist doch, dass man möglichst wenig Zucker „trinkt". Deshalb muss man wissen und akzeptieren, dass Bier durch die Braugerste ein stark stärkehaltiges Getränk ist und nicht zur Rohkost passt. Vergessen Sie auch leichte Biere mit weniger Kalorien. Dieser Beschiss wäre zu heftig und würde die Rohkost ziemlich durcheinander bringen.

Sie verstehen worum es geht? Ein Longdrink mit viel Fruchtsaft, gezuckertem Alkohol ist ein Killergetränk. Pina Colada, Mai Tai und alle anderen schön klingenden Cocktails sind keine Rohkost und dürfen nur bei einer Hochzeitsfeier getrunken werden. Ich meine übrigens Ihre Hochzeitsfeier und da halten Sie sich bitte in der Anzahl der Feiern etwas zurück.

Warten Sie auf Rezepte?

Wahrscheinlich wollen Sie jetzt beginnen Rohkost zuzubereiten. Kann ich gut verstehen, denn wir haben jetzt lange genug über die Vorteile von Rohkost, unsere Empfehlungen und Gedanken ausgetauscht. Rohkost zu essen ist aber eigentlich kein Kochen mehr, denn es wird ja nichts gekocht, sondern natürliche Lebensmittel werden essbar gemacht und verzehrt. Ein Beispiel wäre ein Teller mit schönen, herrlich duftenden Tomaten, in Scheiben geschnitten, mit etwas Salz und Pfeffer bestreut und einem Spritzer Essig und Öl verfeinert. Wir könnten die Tomaten auch so essen wie sie uns Mutter Natur geliefert hat.

Eigentlich sind die Gewürze schon ein kleiner Beschiss, denn gebraucht werden sie nicht unbedingt. Voraussetzung für den Genuss wäre vielleicht noch die Tatsache, dass es sich um leckere Tomaten aus Bio Anbau handeln würde. Bio ist in jedem Falle beim Essen von Gemüsen und Früchten eine bessere Wahl. Wenn es finanziell geht, dann greifen Sie auf Bio Nahrungsmittel zurück.

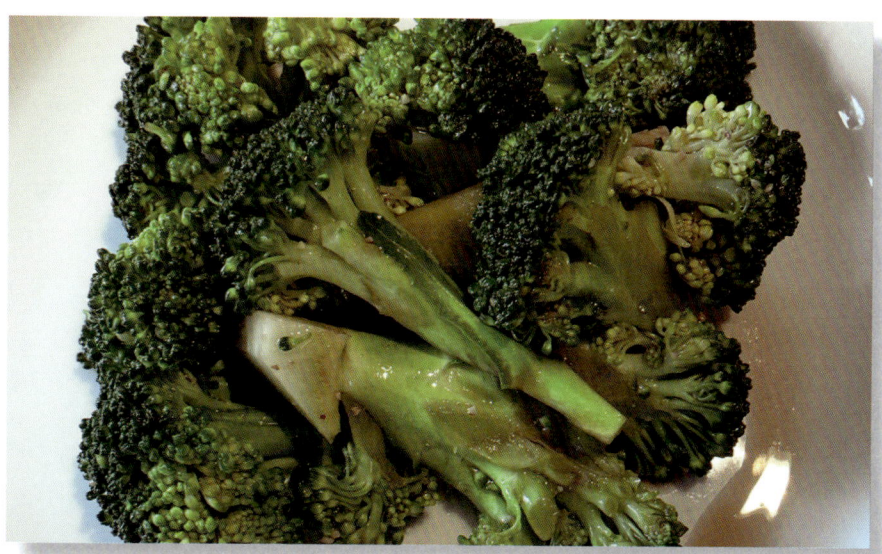

Knabberspaß pikant mit Brokkoli in Essig-Öl Dressing

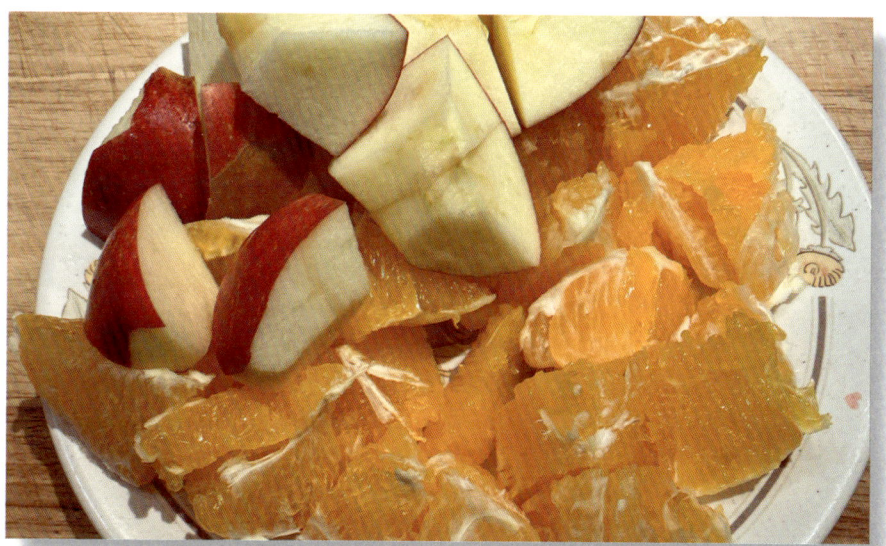

Wer es süß mag macht sich einen einfachen, schnellen Obstteller.

Wir „kochen" Tomatenrohkost!

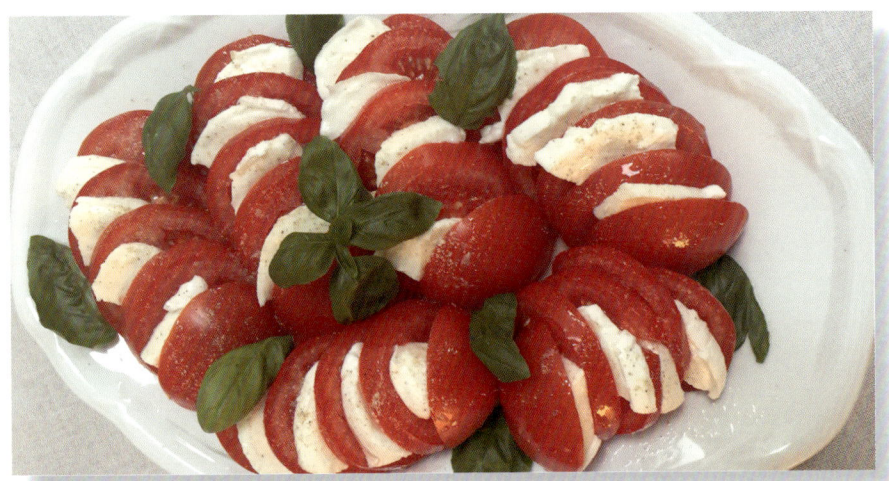

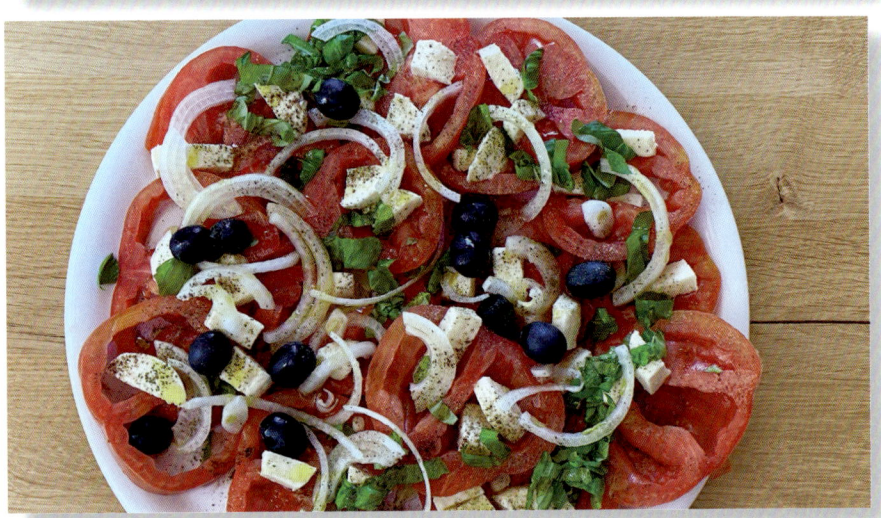

Wir haben jetzt gemeinsam einen Tomatensalat „gekocht"! Das ist Rohkost „kochen"! Somit ist Rohkost keine Form einer Diät, sondern die einfachste und natürlichste Art sich zu ernähren. Wenn Sie sich immer daran erinnern, dann ist es einfach mit Rohkost zu einem viel gesünderen Körper zu kommen. Über Rohkost wurden sehr viele Bücher veröffentlicht und letztendlich wird man zu keinem Er-

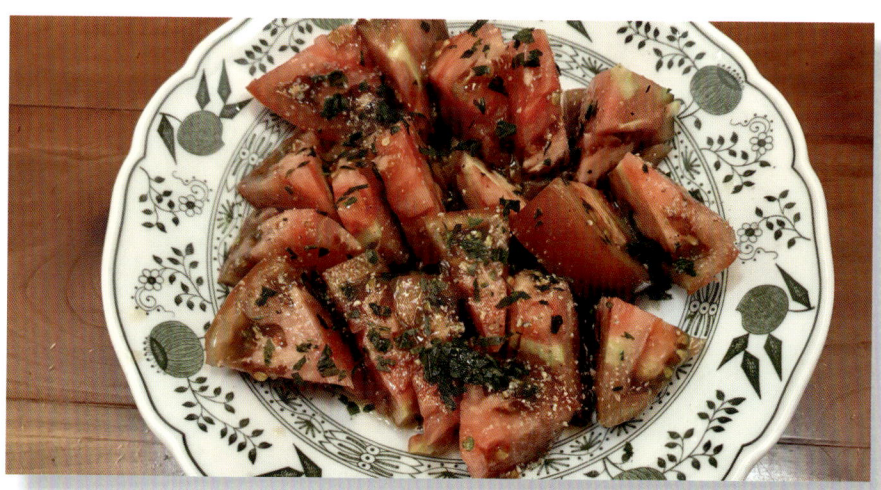

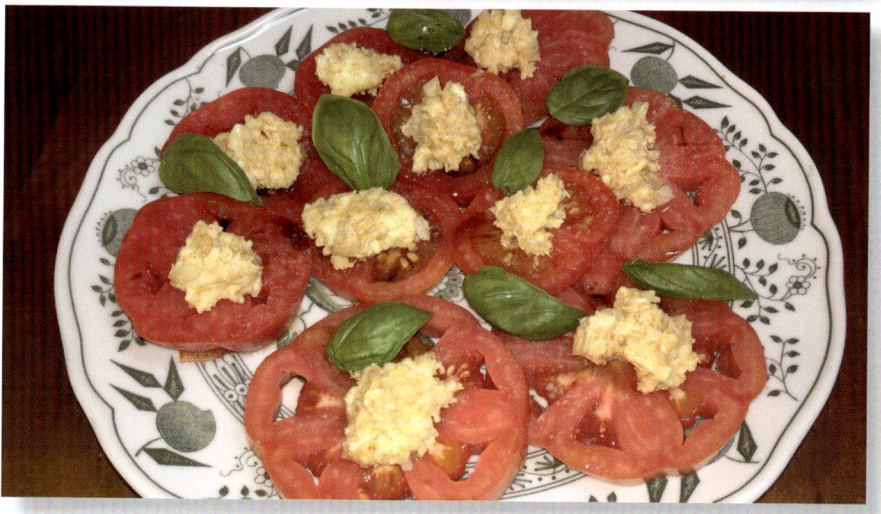

gebnis kommen, weshalb Rohkost so gesund sein soll. Darf man die Kochkost grundsätzlich verteufeln? Oder wäre es nicht besser zu akzeptieren, dass das Erhitzen, in welcher Form auch immer, manche natürlichen Lebensmittel genießbar macht, die roh einfach nicht verzehrt werden können? Sind es auch die Duft- und Röststoffe, die beim Braten so verlockend sind.

51

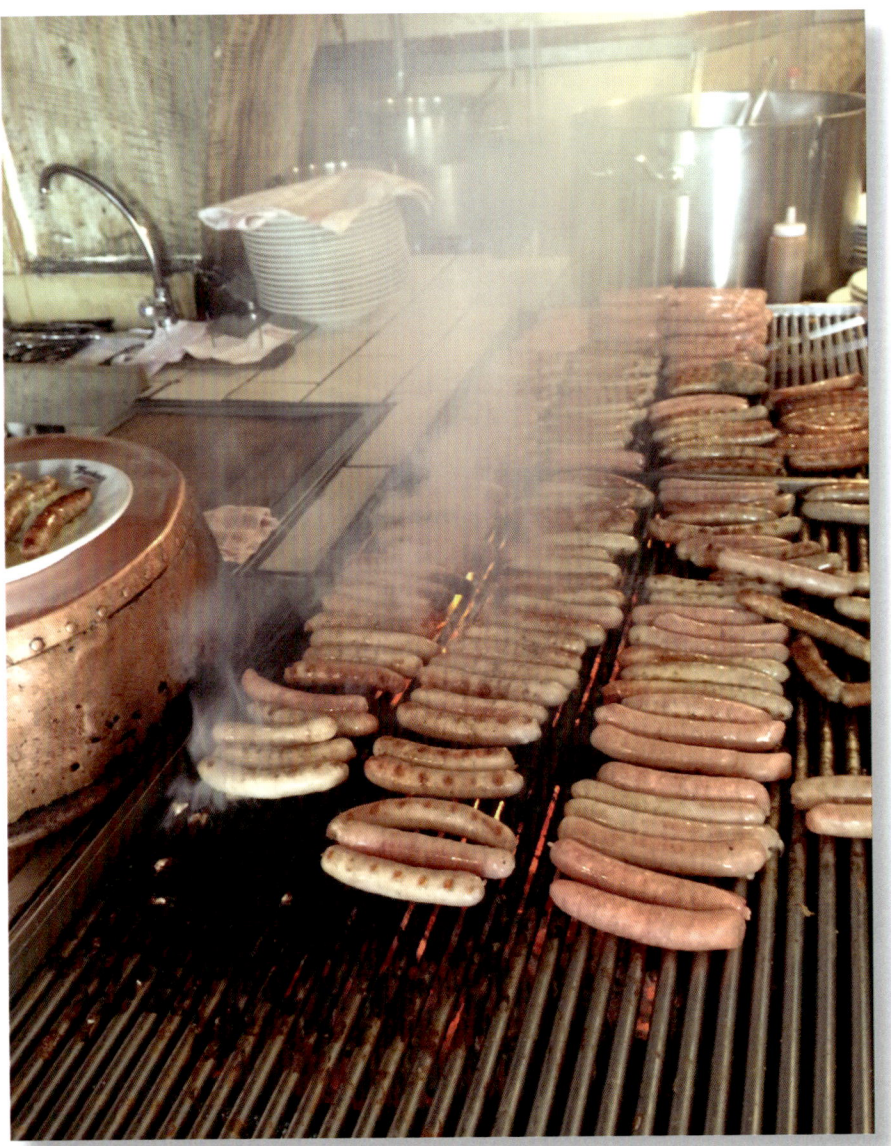

Bratenduft geht in die Nase und jetzt ist ein Rückfall in alte Gewohnheiten gefährlich. Bleiben Sie standhaft.

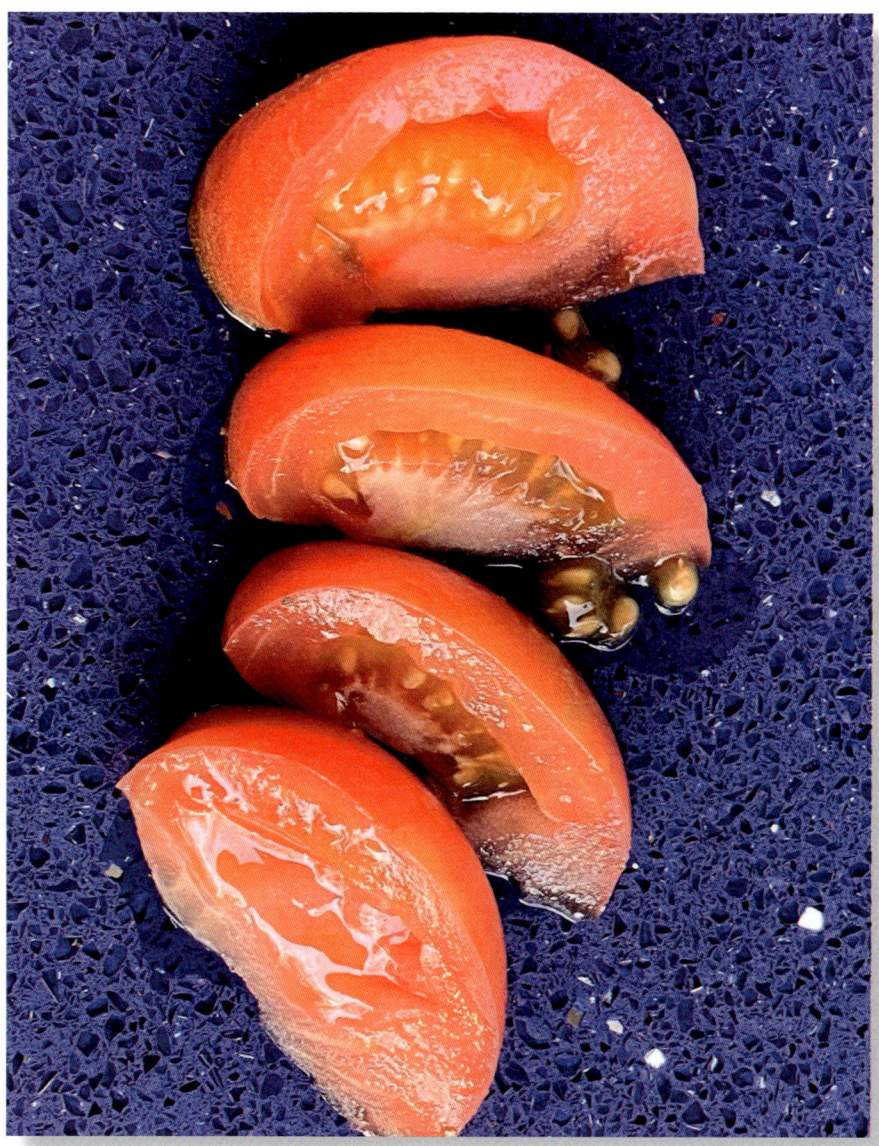

Tomaten, vor allem erhitzte, enthalten Lycopin und können nach einer Mehrzahl von Studien vor Prostatakrebs schützen.

Hätten Sie es gewusst?

Unsere modernen Essverhalten machen uns krank! Wenn es gelingt, dass Sie sich nach Lesen dieses Buches dazu durchringen können Rohkost mit Beschiss zu leben, dann verspreche ich Ihnen, dass Sie sich körperlich besser fühlen werden.
Die extrem strenge Rohkost, wie sie zum Beispiel Wandmaker propagierte, ist sehr extrem und bei vielen veganen oder vegetarischen Diätformen kann es langfristig auch zu Problemen wie Vitaminmangel oder einer Unterversorgung mit Mineralstoffen kommen. Durch unseren Beschiss ergänzen wir sehr gut unseren Fett- und Eiweißbedarf.

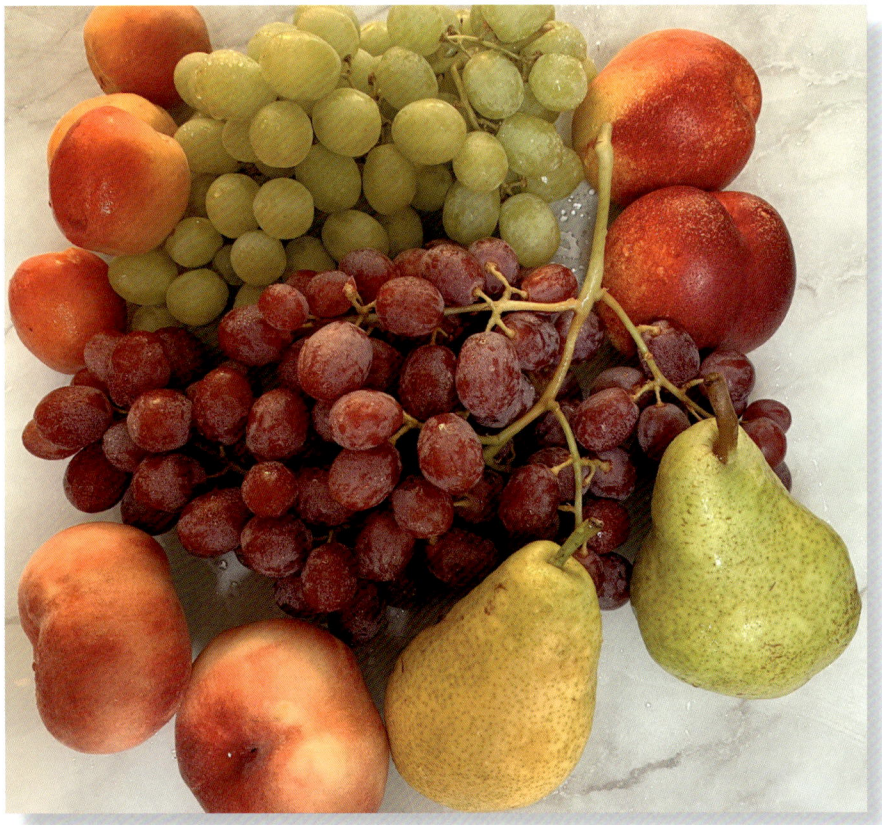

Beginnen Sie Ihre Rohkost gerne auch mit einer reinen Obstkost für zwei oder drei Tage. Das ist ein perfekter Einstieg.

Wenn Sie sich entschieden haben auf Rohkost mit Beschiss umzusteigen und einen Versuch wagen, werden Sie immer wieder von Bekannten hören, dass diese Rohkost nicht vertragen können. Einen gemischten Salat, natürlich nur als Beilage zu einem Gericht mit klassischer Hauptspeise, das ist in Ordnung. Aber da liegt auch der Fehler, denn unsere Verdauung kommt mit dieser Mischkost nicht gut zurecht. Noch komplizierter wird es mit reiner Obstkost. Versuchen Sie doch einmal Bekannten einen reinen Orangensalat mit herrlichen geschälten Orangenfilets anzubieten, oder zum Einstieg in den Tag einen Orangensaft aus frisch gepressten Orangen. Sie werden oft hören, dass das zu Sodbrennen führt und deshalb noch etwas dazu gegessen werden muss. Aber gerade das ist der Fehler. Diese Vermischung des Obstes mit Stärkeprodukten wird zu Sodbrennen führen. Wieder der alte Fehler in unserer modernen Ernährung: Reichlich erhitzte Kohlenhydrate, meist als Stärke, mit Rohkost vermischt. Auf Gemüse- und Obstrohkost bekommt man kein Sodbrennen.

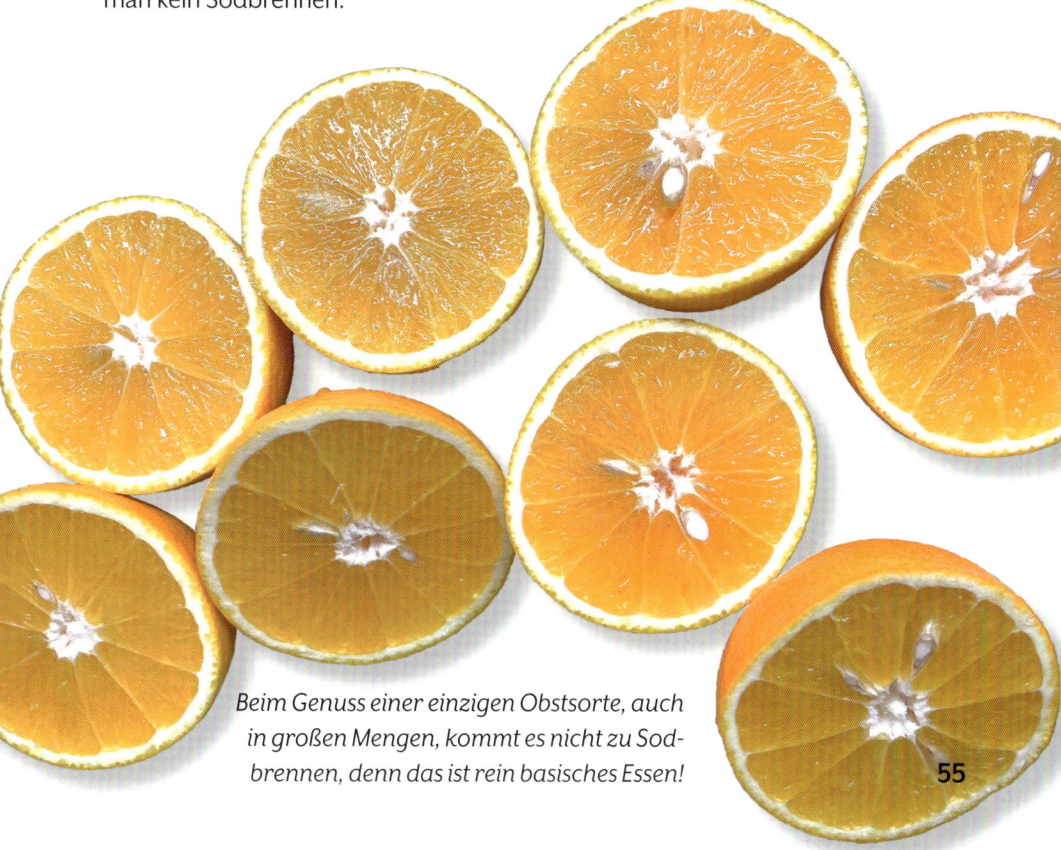

Beim Genuss einer einzigen Obstsorte, auch in großen Mengen, kommt es nicht zu Sodbrennen, denn das ist rein basisches Essen!

Hätten Sie es gewusst?

Sie werden beim Umstieg auf Rohkost mit Beschiss schnell merken, dass es in Ihrem Körper zu Reaktionen kommt. Je strenger Sie mit der Rohkost beginnen, desto deutlicher merken Sie das. Anfangs wird es so sein wie bei einer Fastenkur. Ihre Verdauung kommt etwas durcheinander. Doch schon nach kurzer Zeit normalisiert sich das und Sie fühlen sich besser. Müdigkeit, vor allem nach schwerem Essen, verfliegt förmlich. Sie fühlen sich schnell aktiver. Die Entschlackung setzt schnell ein und der Vorteil gegenüber einer strengen Fastenkur ist, dass Sie nicht hungern müssen. Sie können sich mit Obst und Gemüse satt essen. Beachten Sie nur die Temperaturgrenze von etwa 40 Grad Celsius und bleiben Sie bei allen zuckerhaltigen Verlockungen standhaft.

Achten Sie besonders auf Stärke aus Getreidesorten und Kartoffeln und meiden Sie diese. Dagegen ist Beschiss bei einem Salat mit Thunfischstücken in Ordnung. Eine Scheibe Zanderfilet zum angedünsteten Gemüse, bestreut mit frischen Sprossen ist völlig in Ordnung und sorgt auch für eine sinnvolle Eiweißversorgung. Der gemischte Salat mit Essig-Öl Dressing wäre perfekt, wenn Sie das Weißbrot weglassen würden, das gerne dazu serviert wird.

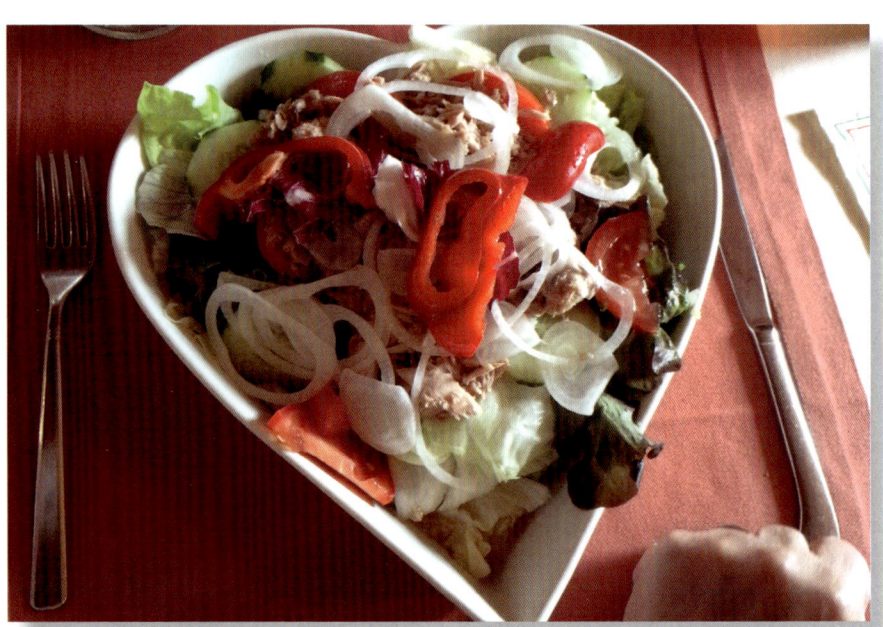

Lassen Sie zu Beginn Ihrer Umstellung zur Rohkost mit Beschiss von Ihrer Hausärztin, bzw. Ihrem Hausarzt eine Blutwertuntersuchung machen und nach etwa zwei Monaten lassen Sie die Werte vergleichen. Wenn Sie durchgehalten haben! Ihr Arzt wird möglicherweise erst einmal den Kopf schütteln, aber nach zwei Monaten Ihnen wahrscheinlich zu besseren Blutwerten gratulieren.

Links sorgt etwas Thunfisch in Öl für eine Geschmacksverbesserung des trockenen, nicht angemachten Basissalates.
Unten frischen die Sprossen den Zander mit blanchiertem Gemüse optisch und geschmacklich etwas auf.

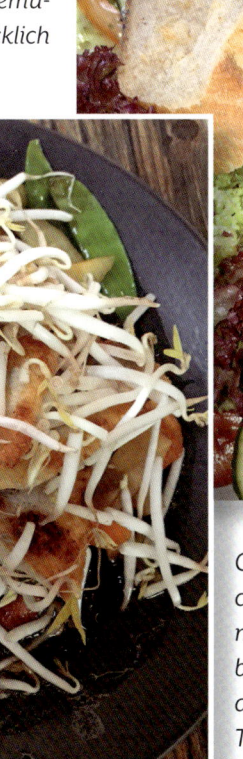

Gemischter Salat, wie er üblicherweise im Restaurant gerne mit Weißbrot serviert wird. Bleiben Sie hart, denn das würde alles verderben. Bieten Sie einem Tischnachbarn dieses „leckere" Zuckerstück an.

Zuerst zum Hausarzt

Heilfasten kann ein Einstieg in das Leben mit Rohkost sein. Falls Sie beschließen sofort mit der Rohkost zu beginnen, wird es vorkommen, dass Ihr Körper, und zwar zuerst Ihre Verdauung, sehr aktiv reagiert. Je nachdem ob Sie zuerst mit viel Obst oder fast nur mit Blattsalaten anfangen, wird es Reaktionen geben. Deshalb wäre es durchaus sinnvoll mit einer Art leichtem Heilfasten zu beginnen.

Der Arzt Otto Buchinger gilt als „Begründer" des Heilfastens und dieses Heilfasten ist eine sanfte Art den Körper umzustellen und zu entschlacken. Es soll eine Änderung des Lebensstils erreicht werden. Genau das Gleiche kann auf Dauer auch mit der Rohkost mit Beschiss erreicht werden. Alle Extreme werden vermieden. Beim Heilfasten genügt es bereits für fünf Tage die Nahrungsaufnahme stark zu begrenzen. In diesen fünf Tagen ernähren Sie sich ausschließlich von Gemüsebrühe, mit Wasser verdünnten Frucht- und Gemüsesäften, Tees und Wasser.
Heilfasten ist eigentlich nicht direkt zum Abnehmen gedacht, sondern mehr zur Regeneration des Körpers. Auch für Menschen mit Diabetes Typ 2 bringt das Heilfasten Vorteile, denn die Langerhansschen Inseln der Bauchspeicheldrüsen erholen sich, da sie kaum Insulin herstellen müssen, weil die Kohlenhydrataufnahme stark reduziert wird. Besprechen Sie Ihr Vorhaben mit Ihrem Hausarzt.

Auch ein Einstieg in die Rohkost - Detoxkur

Detox ist ein moderner Begriff und in vielen Illustrierten, natürlich besonders solchen für die Damenwelt, hochgelobt zu finden. Unter dem Begriff Detox sind nicht direkt unsere Rohkost Smoothies zu verstehen, sondern unter Detox wird die Entgiftung und Reinigung des Körpers durch Fasten und eine Reduzierung der Nahrung verstanden. Diese Maßnahmen sollen den Körper entgiften. Also nicht falsch verstehen als Diät zum Abnehmen.
Der Begriff „Detox" wird aber gerne im Sprachgebrauch noch verwendet, obwohl er laut Bundesgerichtshof seit 2017 eine gesundheitsbezogene Aussage darstellt und deshalb nicht im Verkauf verwendet werden darf. Durch kleine Abwandlungen des Wortes Detox werden aber immer wieder solche grünen Smoothies in den Handel gebracht.

58

Eine längere Detox Kur wird auch von der Deutschen Gesellschaft für Ernährung abgelehnt, da es zu Mangelerscheinungen speziell von Fett und Eiweißstoffen kommen könnte.

Bei unserer Rohkost mit Beschiss, gelingt es uns aber diese Mangelerscheinungen zu vermeiden, denn dafür haben wir eben unseren kleinen Beschiss und trotzdem die heilsamen Kräfte der naturbelassenen Gemüse und Früchte als Basis.

Wenn Sie aber mit einigen Tagen Detox Kur die Umstellung beginnen wollen, ist dies genauso gut, wie einige Tage Heilfasten. Ihr Körper braucht die Umstellung, weg vom Schweinebraten, weg von schweren Mahlzeiten, hin zu leichter verdaulichem Essen. Hierbei ist aber zu bedenken, dass es wirklich ein paar Tage dauern wird bis sich Ihr Darm auf die Rohkost eingestellt hat und nicht mehr rebelliert. Auch im Kopf beginnt nach einigen Tagen die Umstellung hin zur Rohkost. Sie werden feststellen, dass Sie kein Brot mehr vermissen, und dass Sie plötzlich eine Bäckerei besuchen können, ohne einen Appetit auf Backwaren zu entwickeln.

Detox oder Heilfasten erfordert in jedem Fall einwandfreies Obst und Gemüse. Kaufen Sie Bio, denn da können Sie schon insofern beruhigt sein, dass kaum chemische Düngemittel oder Pestizide verwendet wurden. Ich kann nicht beurteilen ob beispielsweise chinesische oder spanische Biogemüse und Biofrüchte wirklich durch und durch „BIO" sind.

Waschen ist Pflicht vor dem Verzehr, denn Pferdemist auf einem Gemüsebeet ist zwar Bio, aber nicht unbedingt sauber. Also in jedem Fall gut waschen und dann auch mit Schale verzehren, denn dort sitzen die meisten Vitamine und Mineralien. Sonst wirklich vor dem Verzehr schälen oder einmal sehr kurz blanchieren (erhitzen).

Smoothies

Für den Start in die Rohkost und die Umstellung von Kochkost zur Rohkost sind Smoothies sehr gut geeignet. Später steigen Sie um auf grob zerteilte Gemüse und Früchte. Aber zwischendurch und vielleicht speziell als Schnellstart am frühen Morgen, anstelle eines schwer verdaulichen Frühstücks, wie früher vor Ihrer Rohkostzeit, jetzt einen Smoothie.

Der klassische Smoothie besteht je zur Hälfte aus frischem grünem Gemüse, je dunkler, desto besser und zur anderen Hälfte aus reifem Obst. Dazu etwas reines Wasser und fertig ist der sämig gemixte Smoothie. Ruhig etwas mehr mixen und einen Teil abgefüllt mit zur Arbeit nehmen. Deutlich gesünder als das Plundergebäck zur Kaffee-Zwischenmahlzeit. In einem modernen amerikanischen Coffee House, wie wir sie in fast allen Städten in Vielzahl finden, verstecken sich eigentlich kritisch betrachtet nur ungesunde, verpanschte Kaffees mit hoher Kalorienzahl und die dazugehörigen stärke- und zuckerhaltigen Gebäckvariationen. Außer einem klassischen Espresso gibt es hier nichts was ich Ihnen als gesunde Ergänzung zu unserer Rohkost empfehlen könnte. Das gilt leider auch für das klassische Konditorei-Café.

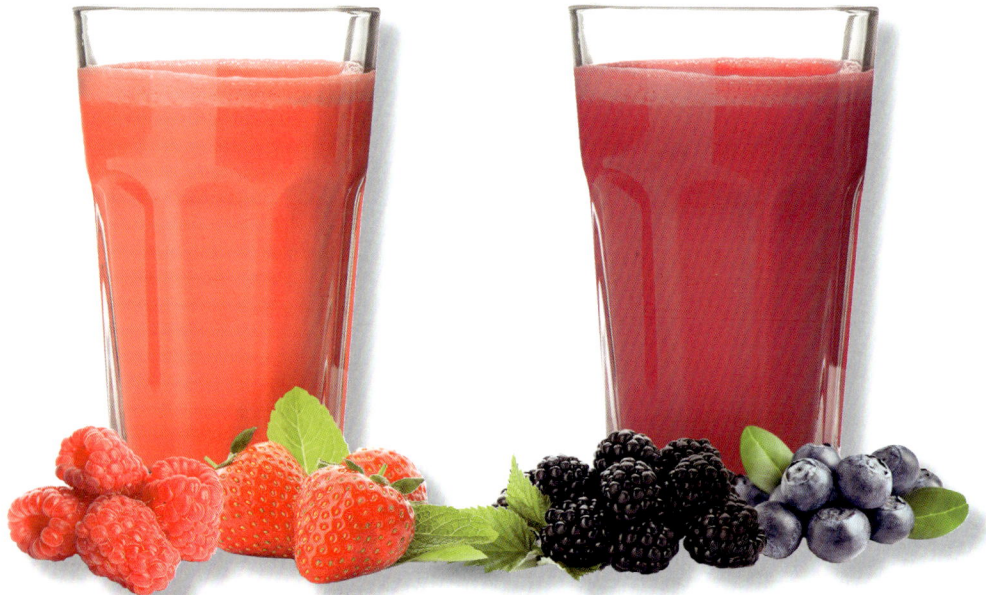

60

New Africa – stock.adobe.com

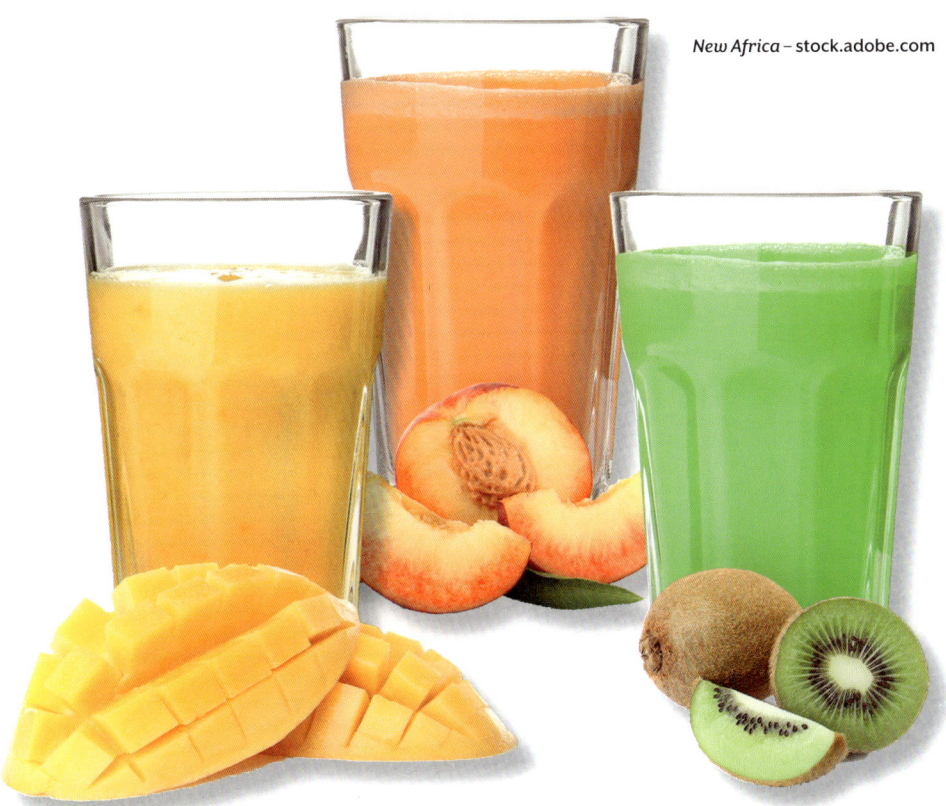

New Africa – stock.adobe.com

Rund die Hälfte der Smoothies oder eines Rohkostsalates besteht aus reifen Früchten. Heimische Früchte während der Hauptsaison wären wirklich erste Wahl. Jetzt sind sie reif und stammen aus der Nachbarschaft. Das ist toll. Wie oft haben Sie in der Vergangenheit exotisches Obst gekauft, das unreif geerntet und dann in speziellen Kühltransporten einen langen Weg zu uns hinter sich hat. Dann liegen diese harten Mangos und grünlichen Bananen hier im Supermarkt und funktionieren nicht wirklich für eine leckere Früchteorgie, die für Rohköstler ein himmlischen Essvergnügen werden kann. Früchte mit Kernen werden immer seltener, denn der Verbraucher mag die Kerne nicht. Wir schon! Uns zeigen die Kerne, dass diese Früchte noch Lebensenergie besitzen. Also bei einem starken Mixer stören kleine Kerne nicht und werden einfach mitgemixt.

Kraftvolles Blattgrün

Blattgrün ist Chlorophyll und der wertvolle Pflanzenfarbstoff. Alles an essbarem Grünzeug kann die zweite Hälfte unseres gesunden Smoothies ausmachen. Das sind alle Blattsalate, vielleicht bis auf den Eissalat und den Chinakohl. Die beiden sind etwas schwach im Grün, aber wir wollen ja nicht zu pingelig sein, also rein damit. Alles Grün, das über der Erde wächst, also auch die Blätter von Karotten, Kohlrabi, Roter Bete, Rüben und sogar Radieschen können frisch verwendet werden.

Frische Kräuter und Wildkräuter

Wohl dem, der einen eigenen Garten, und sei er noch so klein, hat, denn hier können Kräuter angebaut werden. Geht in kleinerem Rahmen auch auf dem Balkon! Auch tiefgefroren gibt es schöne Kräutermischungen, die sich sehr gut als Würze in einem Smoothie machen. Überhaupt sind die Kräuter mehr das geschmackliche Tüpfelchen auf dem „i". Immer wieder werden Wildkräuter als Zutat empfohlen. Auf dem Wochenmarkt werden Sie vielleicht fündig. Ein guter Tipp ist auch an einer Führung zum Thema Wildkräuter teilzunehmen. Volkshochschulen bieten diese ab und zu an. Sonst erkundigen Sie sich bei Ihrer Stadtverwaltung oder im Tourismusbüro.

So richtig grüne Smoothies mit weniger Obstzugaben sind meist Geschmackssache für Neulinge in diesem Bereich. Aber es lohnt sich wirklich Kohlsorten in einen grünen Smoothie zu mischen. Grünkohl oder Wirsing wird Ihnen im ersten Moment etwas komisch vorkommen, aber der Geschmack kann verblüffen!

Bei Rohkost müssen Sie sich sowieso mit allen möglichen Salaten und Gemüsen anfreunden und diese zu interessanten Salatkombinationen verarbeiten. Da können Sie auch gleich testen, ob sich das eine oder andere Gemüse auch gut für einen vitalen Smoothie eignet. Eigentlich ist der Fantasie keine Grenze gesetzt. Das ist das eigentlich Schöne an der Rohkost, denn man muss nicht mehr kochen im klassischen Sinne. Stundenlanges Kochen fällt weg und schnell sind einige rohe oder kurz blanchierte Gemüse zerkleinert und mit etwas Salatsoße zu einem köstlichen Salat verzaubert.

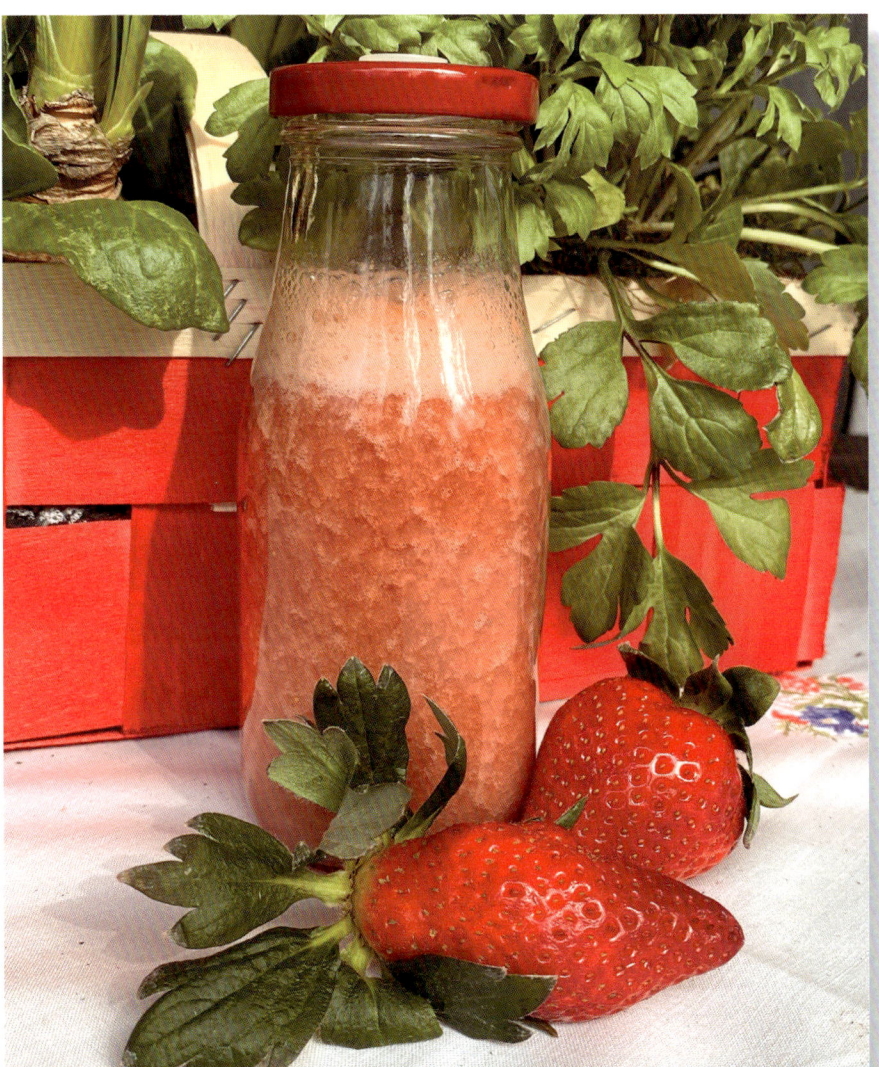

Während der Erdbeersaison bei uns bietet sich dieser Smoothie besonders an. Frische Erdbeeren mit kühlem Wasser im Mixer zu einem Smoothie verarbeitet sind Erfrischung und Rohkost pur. Keine Angst vor dem Fruchtzucker. Erdbeeren können auch sehr gut mit Bananen kombiniert werden, dann wird der Smoothie noch sämiger.

Was gehört nicht in einen Smoothie?

Was keinesfalls hinein gehört sind stärkehaltige Lebensmittel! Auch Milch und Milchprodukte haben erstmal hier nichts verloren! Gekeimte Getreide und Sprossen aller Art sind tabu! Fette aller Art, wie Öle aber auch Nüsse passen nicht hinein, weil sie die Smoothies schlechter verdaulich machen. Nüsse kann man sehr gut separat als Snack zwischendurch genießen. Und kommen Sie bitte nicht auf die Idee irgendwelche Proteinpulver in Ihren Smoothie zu schütten, denn das würde die ganze Vorarbeit wieder zunichte machen. „Bleiben Sie sauber und natürlich" was Ihre Smoothie-Rohkost angeht!

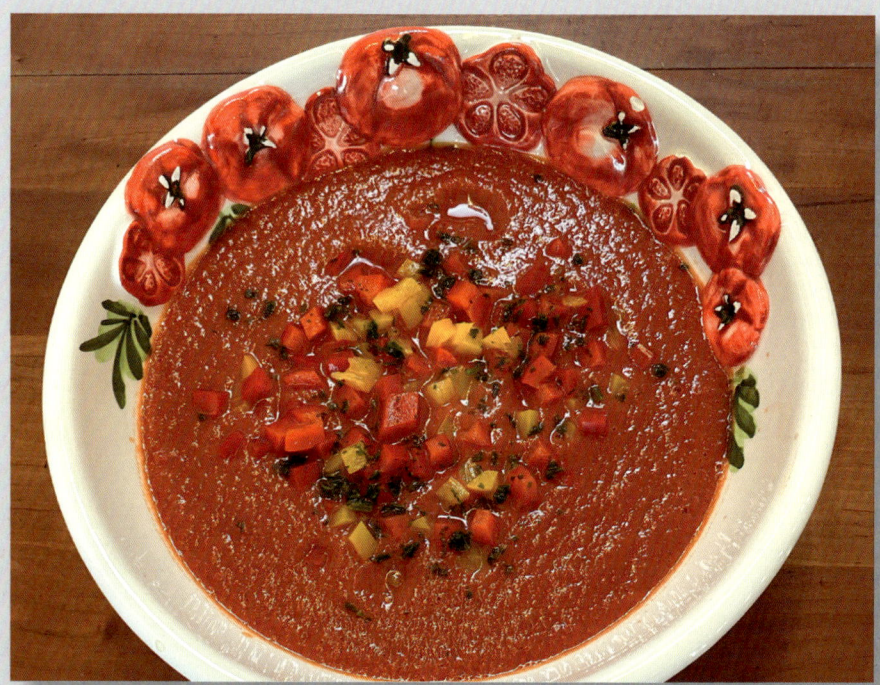

Diese klassische kalte Suppe ist eine typische Sommersuppe. Eigentlich ein typischer Gemüse Smoothie, aber nicht so gedacht. Sie lässt sich auch sehr gut auf ca. 40 Grad erhitzen und ist dann eine warme Suppe, besonders für die Menschen geeignet, die gerne zwischendurch etwas Warmes essen „müssen". Im Originalrezept wird gerne etwas Brot mit eingeweicht, um die Suppe noch sämiger zu machen. Bei Rohkost aber keine Alternative!

Ein grüner Smoothie, hauptsächlich mit Gemüse zubereitet und mit etwas Salz und frisch gemahlenem Pfeffer abgeschmeckt ist eine perfekte kalte Suppe an heißen Tagen. Sie könnten diesen Mix genauso gut in einen Suppenteller gießen und als kalte Suppe genießen. Ein paar Würfelchen oder Streifen von Gemüse als Deko oder Einlage obendrauf und fertig ist die kalte Suppe, die mit Tomaten gleich an die spanische Gazpacho und einen heißen Urlaubstag erinnert.

Hier ein schnelles Rezept für Gazpacho, aber ohne Brot! 3-4 Portionen

Zutaten:

1/2 mittelgroße geschälte Zwiebel	1 EL Weinessig
2 Knoblauchzehen	4 EL gutes Olivenöl
1/2 große geschälte Salatgurke	1 TL Tabasco Würzsoße oder Chilipulver
1 rote Paprikaschote	Salz
1 gelbe Paprikaschote	gemahlener weißer Pfeffer
750 g reife Tomaten	1 EL gehackte Kräuter zum Bestreuen
1/2 Tasse kaltes Wasser	

Für den empfindlichen Magen die Paprika halbieren, entkernen und in kochendem Wasser kurz abschrecken, danach die Haut abziehen. Die gleiche Prozedur mit den Tomaten. Strunk der Tomaten entfernen, oben einen Kreuzschnitt, dann kurz ins kochende Wasser, Haut abziehen, aber die Kerne drin lassen. Die Haut kann zu Verdauungsproblemen führen.

Das war schon die Hauptarbeit bei dieser kalten Suppe. Von der Gurke und den Paprikaschoten etwa je ein Drittel in schöne kleine Würfel schneiden und als Einlage beiseitestellen. Gemüsestücke, Knoblauchzehen, Tomaten, Wasser und Essig im Mixer kurz grob pürieren, dann erst die zerkleinerte Zwiebel und die Gewürze zugeben und bei weiterem Mixen langsam das Öl einfließen lassen. Die Suppe wird leicht sämig. Den Geschmack testen und die gewürfelte Einlage einrühren. Mit den Kräutern bestreuen und servieren.

Eigentlich ist es immer wieder das Gleiche, es handelt sich um leckere Rohkost!

Sie wissen jetzt, dass Sie mit Ihrem Mixer und allen Früchten und den meisten Gemüsen herrliche Rohkostgetränke, die eigentlich eine Mahlzeit darstellen, zubereiten können.

Das ist schon eine Super-Basis für Ihren Einstieg in die Dauerrohkost. Kommen jetzt noch Salate dazu, klingt das schon perfekt. Der Einwand, dass Ihnen tierisches Eiweiß und tierische Fette fehlen werden, wird kommen, ist aber bei unserer Rohkost mit Beschiss kein Argument, denn wir machen ja den kleinen Kompromiss und leisten uns ab und zu ein Ei, ein Stück Käse, Quark oder Joghurt. Und gegen eine Portion Fischfilet zu einem großen Salat ist auch nichts einzuwenden. Was soll´s? Die Quintessenz unserer Veränderung der Essgewohnheiten ist doch die vorgefertigten Lebensmittel aus dem Supermarkt endlich abzuhaken und zu vergessen. Dazu gehört wirklich persönliche Stärke.

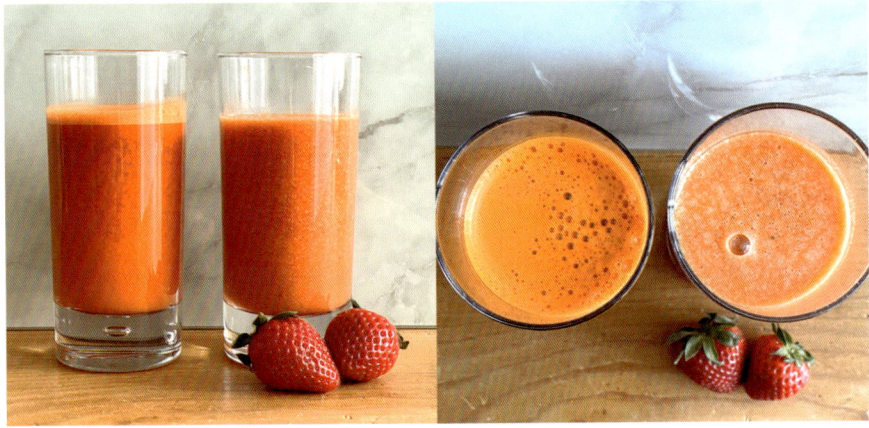

Im linken Glas befindet sich Karottensaft, der aus geschälten Karotten im Entsafter (Food Processor) hergestellt wurde. Dabei ergeben sich hohe Anteile an Karottentrester. Dieser ist sehr trocken und landet deshalb im Kompost. Der reine Saft schmeckt sehr intensiv nach Karotten. Rechts ein Karotten-Erdbeer Smoothie, der deutlich grober strukturiert ist. Hier wurden geschälte Karottenstücke mit einem Viertel Anteil Erdbeeren im Hochleistungsmixer, bei etwas wenig Wasserzusatz, kräftig gemixt. So haben Sie die ganze Karotte im Glas. Gerade bei Gemüse-Smoothies empfiehlt sich wegen des Geschmacks ein Anteil an Früchten.

Ein Beispiel aus der Praxis: Jedes Jahr in der Winterzeit werden überall frische Zuchtheidelbeeren angeboten. Die großen, prallen Heidelbeeren sehen toll aus. Überall stehen in den Regalen solche Plastikschalen mit fast kirschgroßen Heidelbeeren. Heidelbeeren sind gesund und vor allem bekämpfen Beeren, und zwar speziell dunkle Heidelbeeren, die freien Radikalen in unserem Körper. Wo kommen diese Superbeeren jetzt her? Aus Chile, aus Peru und anderen weit entfernten Ländern. Ungekühlt warten die Becher voll Beeren auf uns Käufer und selbst zu Hause sehen sie nach drei Tagen im Kühlschrank noch immer super aus. Makellos sind diese Beeren. Jetzt kommt der Genuss des Essens. Na ja, toll schmecken sie nicht, ziemlich leer im Geschmack. Und das Verblüffende ist, dass das Fruchtfleisch unter der dunkelblauen Schale ganz hell ist, ähnlich wie bei weißen Weintrauben. Enttäuschend das Ganze. Da hilft nur die Suche nach tiefgefrorenen Wildheidelbeeren, denn diese erfüllen all unsere Wünsche in Bezug auf kräftigen Wildgeschmack und hohen Vitamingehalt.

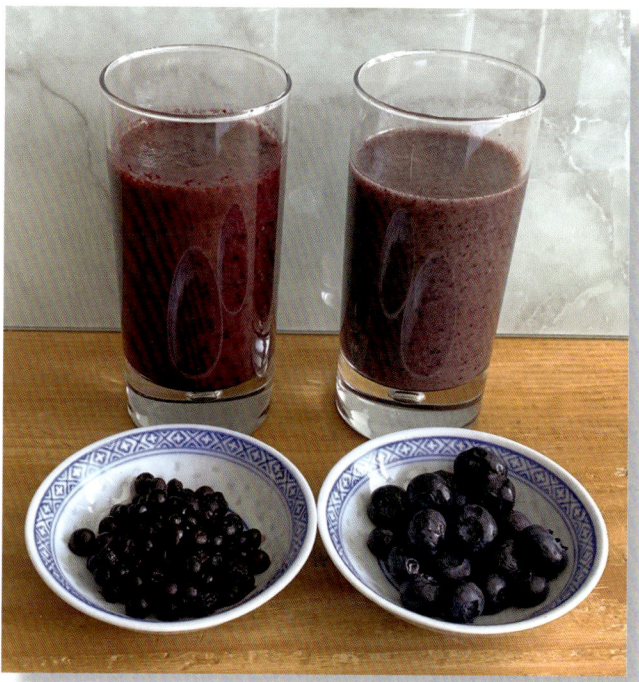

Zwei Heidelbeer-Smoothies! Links die kleinen sehr dunklen Wildfrüchte aus Kanada und rechts die Zuchtheidelbeeren aus Peru. Was für ein Größenunterschied. Die kräftigere Farbe des linken Smoothies beweist, dass hier viel mehr Power in der kleinen Beere steckt. Übrigens hat die Wissenschaft entdeckt, dass Heidelbeeren Ihr Gehirn vor Alterungsprozessen schützen können.

Göttliche Salate

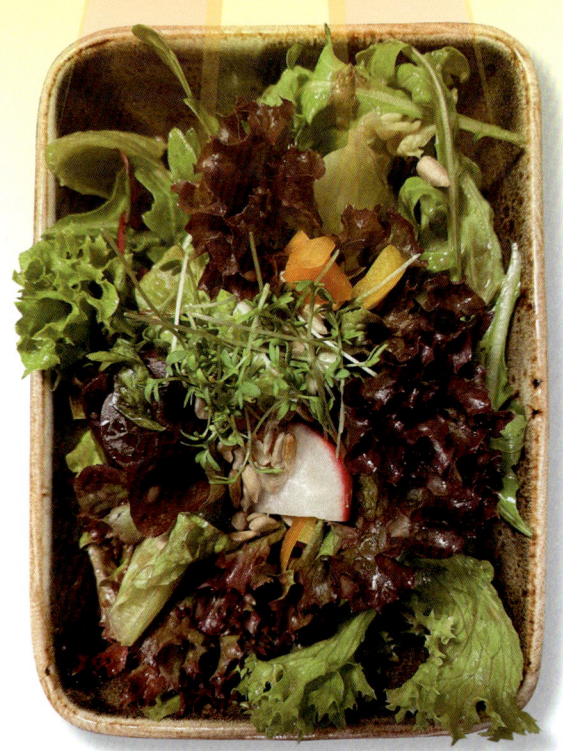

Gemischte Blattsalate sind immer eine gute Ergänzung bei Rohkost. In Restaurants ebenfalls immer gut zu bekommen. Äußern Sie hierzu Ihre speziellen Wünsche. Mit einer Essig-Öl Marinade besonders appetitlich. Bestellen Sie den Salat ohne Dressing und machen Sie ihn selbst an.

Für Menschen, die Rohkost lieben ist jeder selbst hergestellte Salat einfach göttlich. Mit relativ wenig Aufwand ist eine Hauptmahlzeit schnell zuzubereiten. Keine komplizierten Zutaten sind aufwändig zu kochen, denn unsere Salate kommen meist als „Einzelgänger" daher. Klar werden auch hier etliche verschiedene Zutaten miteinander vermischt, aber viele Zutaten können einfach spontan zu einem Salat verzaubert werden.

Ein- bis zweimal die Woche eingekauft und schon ist der Einkauf erledigt. Gemüse lässt sich sehr gut im Kühlschrank lagern und frische Salate können mit etwas Beachtung auch einige Tage frisch bleiben.

Nicht zu vergessen die Palette an Tiefkühlgemüse und Tiefkühlfrüchten. Dieses tiefgekühlte Warenangebot darf nicht vergessen werden und dafür lohnt es sich auch einen größeren Supermarkt wegen eines reichhaltigeren Angebotes aufzusuchen. Einfach ausprobieren und mit diesem Angebot den Speisezettel erweitern.

Wenn Salat als Blattsalat verstanden wird, dann ist eine gut abgeschmeckte Salat-soße sehr wichtig, denn bei Blattsalaten handelt es sich meist um Blätter, die we-nig intensiven Eigengeschmack haben. Diese Blattsalate so wie sie sind zu essen, ist zugegeben etwas schwierig. Etwas Öl über den Salat gegossen und vermischt, macht den Salat gleich geschmeidiger. Die trockenen Blätter genießen diese Ölkur und außerdem sind pflanzliche Öle beim Salat auch sehr wichtig und bekömm-lich. Immer wieder wird gutes Olivenöl in Rezepturen angepriesen. Das ist gut so, aber Achtung Ölivenöl kann einen starken Eigengeschmack haben, der nicht je-dem schmeckt und bitte dunkel lagern und zügig verbrauchen.

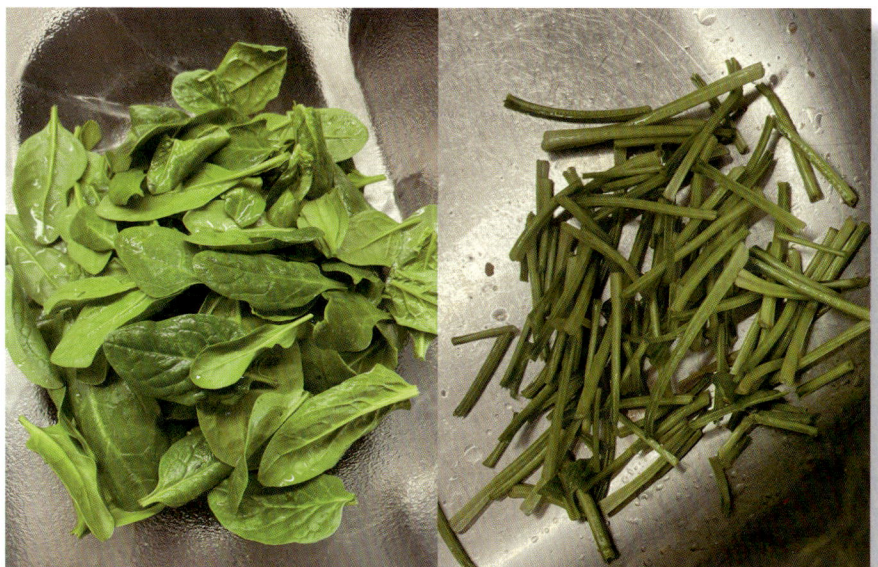

Öl alleine macht den Salat und uns nicht glücklich. Guter Essig oder Zitronensaft, etwas Salz und weißer Pfeffer und für die Süße vielleicht doch ein Teelöffelchen flüssigen Honig. Das gibt schon eine brauchbare Standardsalatsoße. Eigentlich ist dies die sogenannte Vinaigrette, die klassische Öl-Essig Soße. Da sich Öl und Essig aber immer wieder trennen, ist es günstig diese Soße in eine Flasche zu füllen und vor dem Benutzen kräftig zu schütteln. So verbinden sich die Zutaten kurzfristig sehr gut. Dies ist dann ratsam, wenn Sie solche Soßen für mehrere Portionen vor-rätig machen.

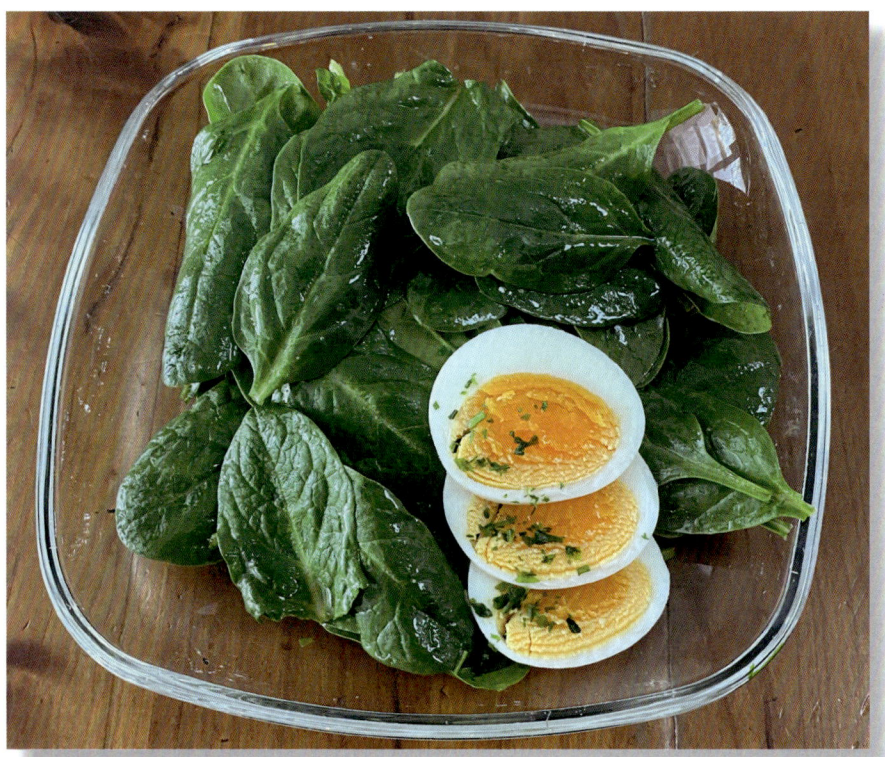

| Frischen Blattspinat gibt es in guter Qualität auf Wochenmärkten. Gut waschen und in einem Sieb abtropfen lassen. | Die harten Stiele abschneiden, wenn man den Spinat als Salat anmachen will. Stiele enthalten mehr Oxalsäure und Nitrat als die jungen Blätter. | Mit einer Essig-Öl Soße anmachen, anrichten und mit gekochten Eischeiben garnieren. Ein sehr leckerer Salat und eine gute Abwechslung. |

Essig gibt es ebenso wie Öl in vielen Geschmacksrichtungen und Qualitäten. Ein guter Weinessig muss es schon sein. Liebhaber eines Balsamico und noch dazu eines sehr süßlichen Typs, brauchen keine zusätzliche Süßkraft. Eine Messerspitze Senf ist gerade bei Blattsalaten eine gute Geschmacksergänzung. Frische, gehackte Kräuter sind immer eine schöne Zugabe zu einer Salatsoße. Versuchen Sie es auch mit Tiefkühlkräutern in der Winterzeit.

Salate vertragen auch etwas Süße und da helfen beispielsweise gehackte Trocken-früchte in der Salatsoße dazu bei, eine besondere Note in den Salat zu bringen. Getrocknete Feigen, Datteln, aber auch Aprikosen sind sehr gut geeignet. Wenn Sie eine eher exotische Note in Ihren Salat bringen wollen, dann versuchen Sie doch frische Früchte, wie Kiwi, Ananas, Mango oder auch Granatapfelkerne. Übrigens gibt es Granatapfelkerne sogar als Tiefkühlware, was die Verwendung dieser Superfrucht deutlich vereinfacht.

Wohin mit diesen Früchtchen? In Ihre Salatsoße. Ja, sogar in die Standard Essig-Öl Soße. Ohne großen Aufwand bringen Sie leckere Variationen, mit ganz wenig Beschiss, in Ihre Rohkost.

Mayonnaise und Joghurt

Das hört sich jetzt doch schon sehr nach Beschiss an? Ja, gebe ich zu, aber es gibt diese zwei tollen Möglichkeiten Rohkost zu genießen und endlich von unseren Fertiggerichten weg zu kommen. So fällt es leichter und nur das zählt.

Joghurt ist klar! Welchen Joghurt kaufen? Biojoghurt ist in jedem Falle logischer bei der Situation auf dem Lebensmittelmarkt. Fett oder mager spielt bei Rohköstlern eine untergeordnete Rolle, denn wer vernünftig Rohkost isst wird nicht dick. Sojajoghurt muss nicht sein, denn das ist eigentlich auch nicht das Beste für die Umwelt. Entscheiden Sie also selbst.
Joghurt in eine Schüssel geben und Salz und weißen Pfeffer unterrühren. Nach und nach ein paar Spritzer Essig oder frischen Zitronensaft mit dem Schneebesen unterrühren. Dunkler Balsamico ist hier ungünstig, da die Farbe unschön werden kann. Aber es gibt ja weißen Balsamico. Jetzt noch einige Löffel Öl untermischen und gut durchrühren. Kräuter dazu und probieren. Schmeckt etwas zu sauer? Ja, die meisten Salatsoßen vertragen etwas abrundende Süße und jetzt haben wir wieder das Zuckerproblem. Was tun? Eine kräftige Prise Haushaltszucker? Honig löst sich schlecht! Stevia Pulver oder Erythrit Zuckerersatz? Können bei Zuviel bitter machen. Flüssiger Süßstoff ist etwas schwierig, also doch die Prise „echten" Zucker und heimlich genießen.

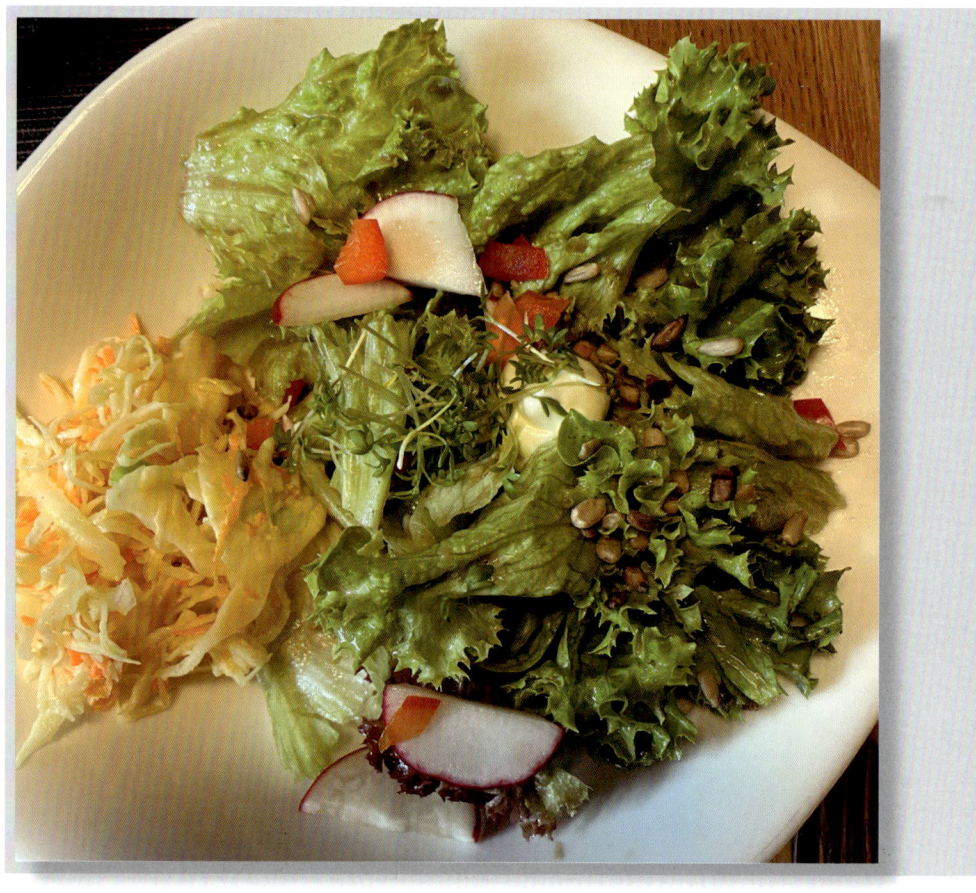

Coleslaw ist die amerikanische Variante eines Weißkrautsalates. Wer je die USA bereist hat und dabei in verschiedenen Staaten und in mehreren Restaurants den Coleslaw gegessen hat, musste vielleicht feststellen, dass dieser Salat in jedem Restaurant präsent war und mir kam es immer so vor, als wenn irgendwo in den USA eine riesige Coleslaw Fabrik stehen musste, die alle, wirklich alle Restaurants damit belieferte. Der Salat schmeckte gefühlt immer gleich.

Durch die Mayonnaise und Sahne natürlich diesmal mehr Kalorien und mehr Beschiss, aber sehr gut!

Für vier Portionen etwa einen halben Weißkrautkopf von etwa 700 g in Drittel schneiden, den Strunk entfernen und in feine Streifen schneiden. Natürlich kann der Kohl auch in feine Würfel geschnitten werden. Wichtig ist, dass er sehr fein geschnitten wird. Elektrisch oder mit dem Messer ist nicht die Frage. Je feiner, desto weicher wird später die Struktur, denn der geschnittene Kohl wird mit den Händen mehrere Minuten mit einem gehäuften Teelöffel Salz in der Schüssel kräftig geknetet und gedrückt. Das ist wichtig, weil dadurch die Struktur weicher wird.

Ein bis zwei mittelgroße Karotten schälen und ebenfalls fein schneiden und zugeben. Je nach Geschmack auch eine halbe geschälte Zwiebel in feine Würfel schneiden und untermischen.

Als Dressing 3 bis 4 EL Mayonnaise, ein halber Becher (125 g) saure Sahne, eine Prise weißer Pfeffer, 2 bis 3 EL Weißwein-Essig, 1 EL Zitronensaft und zuletzt noch 1 EL Zucker mit dem Salat gut vermischen.

Die Amerikaner lieben diesen süß-sauren Salat abgöttisch und deshalb muss der Zucker wohl sein. So gewürzt können Sie den Coleslaw im Kühlschrank bis zu drei Tage aufheben. Wenn Sie Zuckerersatz verwenden besteht die große Gefahr, dass der Salat bitter wird. Dann müssten Sie den Zucker weglassen und erst direkt vor dem Essen den Salat etwas künstlich nachsüßen.
Der Coleslaw sättigt sehr gut und ist deshalb eine gute Ergänzung zu Blattsalaten aller Art.

Mayonnaise aus dem Supermarkt ist heute auch nicht mehr das, was früher ein Koch über Mayonnaise gelernt hatte. In jedem Fall aber nur Mayonnaise mit 80 % Ölanteil kaufen, denn das ist der Klassiker. Salatmayonnaise und Mayonnaisenprodukte mit Fantasienamen enthalten meist sehr viel Bindemittel in Form von Stärke. Sie können Ihre Mayonnaise leicht selbst herstellen, aber auch gekühlt ist sie nur einige Tage gut haltbar.

Wenn Sie es lieben und auf den Geschmack gekommen sind, dann können Sie einfach in Ihren Salat beim Anmachen etwas Mayonnaise geben und schon hat sich Ihre Salatsoße stark verändert. Jetzt noch ein hart gekochtes Ei abschälen und zweimal über Kreuz durch einen Eierschneider drücken und schon wieder haben Sie eine Salatsoßen-Variante geschaffen. Salat „kochen" ist doch so einfach.

Der Klassiker mit der Mayonnaise wäre die Cocktailsoße und das ist eine Mayonnaise als Basis vermischt mit einem kräftigen Schuss Ketchup, etwas geriebenem Meerrettich, Zitronensaft, Pfeffer, einem Hauch Chili und einigen Tropfen Cognac, zur „Not" auch Whisky.

Mit dieser Cocktailsoße schmeckt auch sehr gut etwas roher oder geräucherter Fisch, und das wäre dann ein abgewandeltes japanisches Sashimi ohne Sojasoße.

Ideen zu Salatsoßen gibt es viele und seien es nur ein paar Mandelblättchen oder Walnusskerne, die über den Salat gestreut wurden. Lassen Sie Ihrer Fantasie freien Lauf!

Kochbücher mit vielen Rezepten und vor allem Magazine neigen dazu fast immer besondere Zutaten für Salate zu empfehlen. Das macht das Rezept meist interessanter, aber auch schwieriger was den Einkauf angeht. Zum Beispiel ist Kampot Pfeffer aus Kambodscha ein ganz toller Pfeffer, der nach strengen Richtlinien angebaut wird. Ich verwende ihn auch sehr gern, aber in der Praxis tut es auch ein ganz normaler weißer Pfeffer. Nur frisch gemahlen aus der Pfeffermühle wenn´s geht! Salatsoßen können einfach in etwas größerer Menge angemacht und in Gläsern

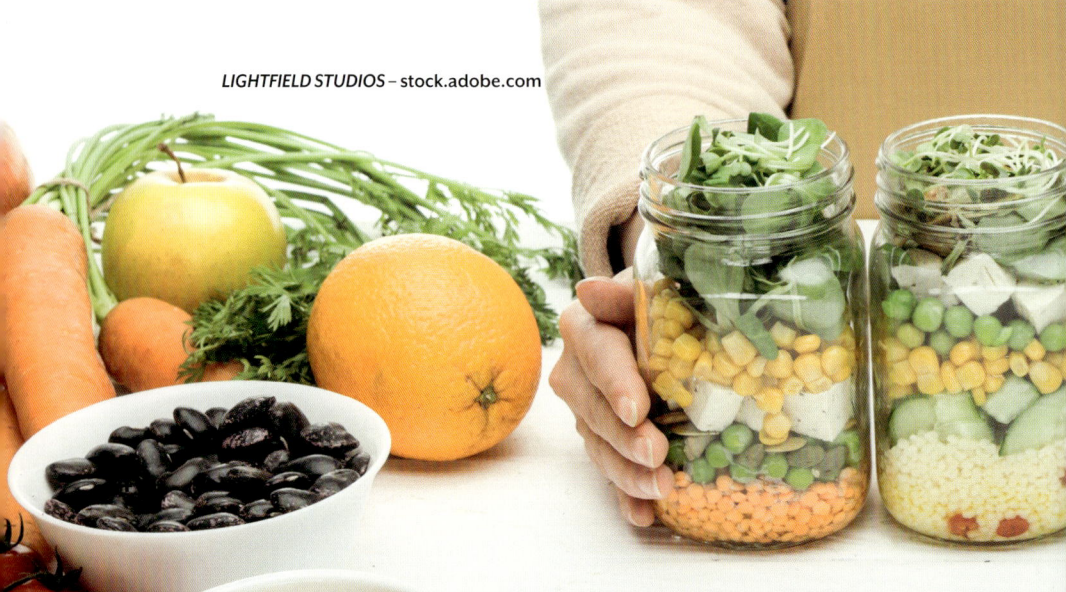

LIGHTFIELD STUDIOS – stock.adobe.com

abgefüllt mehrere Tage im Kühlschrank aufbewahrt werden. So
lassen sich auch kleinere Mengen
separat in Gläsern mit zum Arbeitsplatz nehmen und dort über
die mitgebrachten, aber unge-
würzten, Salate schütten. So fallen
empfindlichere Salate nicht zusammen und sind nach Stunden
noch frisch und appetitlich.

Für Gemüsesalate ist es günstig,
wenn Sie diese rohen Salate frisch
zubereiten und nur kurze Zeit im
Kühlschrank lagern.

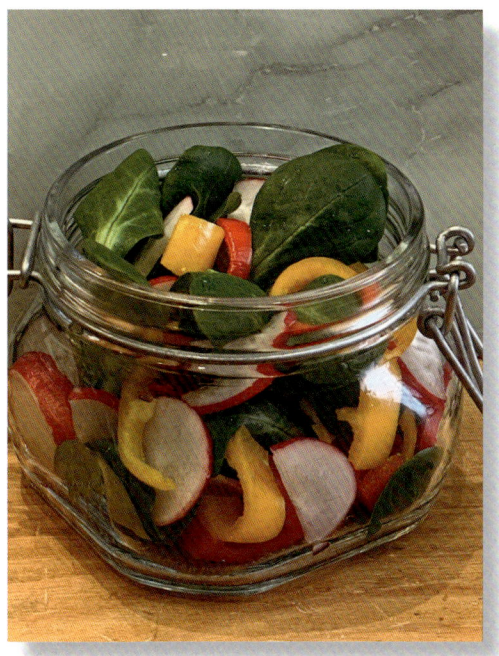

So ein Glas mit Salaten ohne Dressing lassen sich sehr gut mit zum Arbeitsplatz nehmen. Auch ein zweiter Tag im Kühlschrank ist kein Problem. Kurz vor dem Essen etwas Dressing aus der Flasche und fertig ist der Salatgenuss, der gleich aus dem Glas verspeist werden kann.

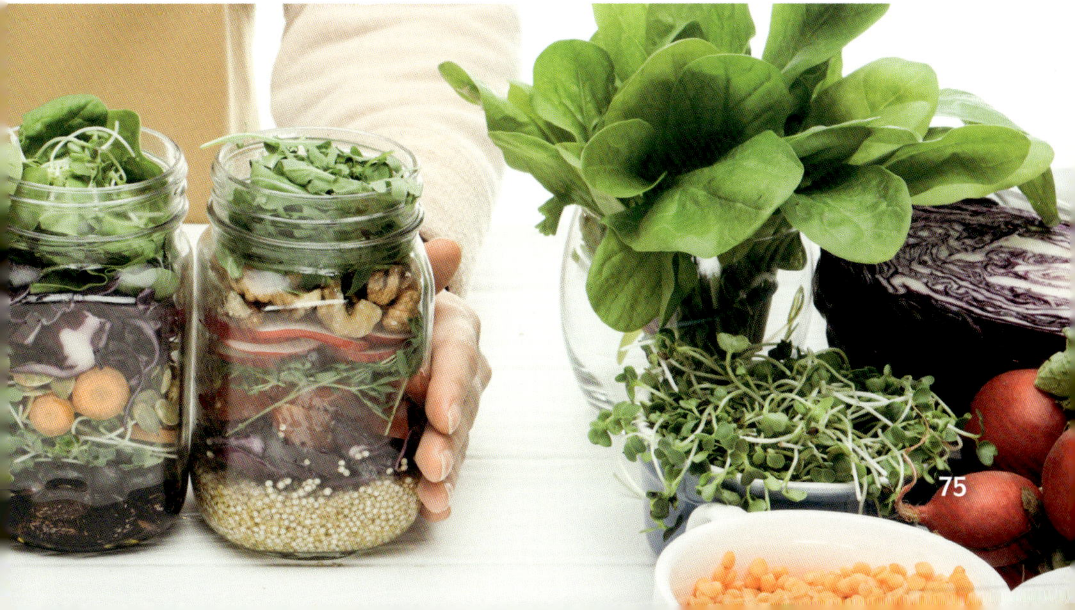

Warmer Gemüsesalat

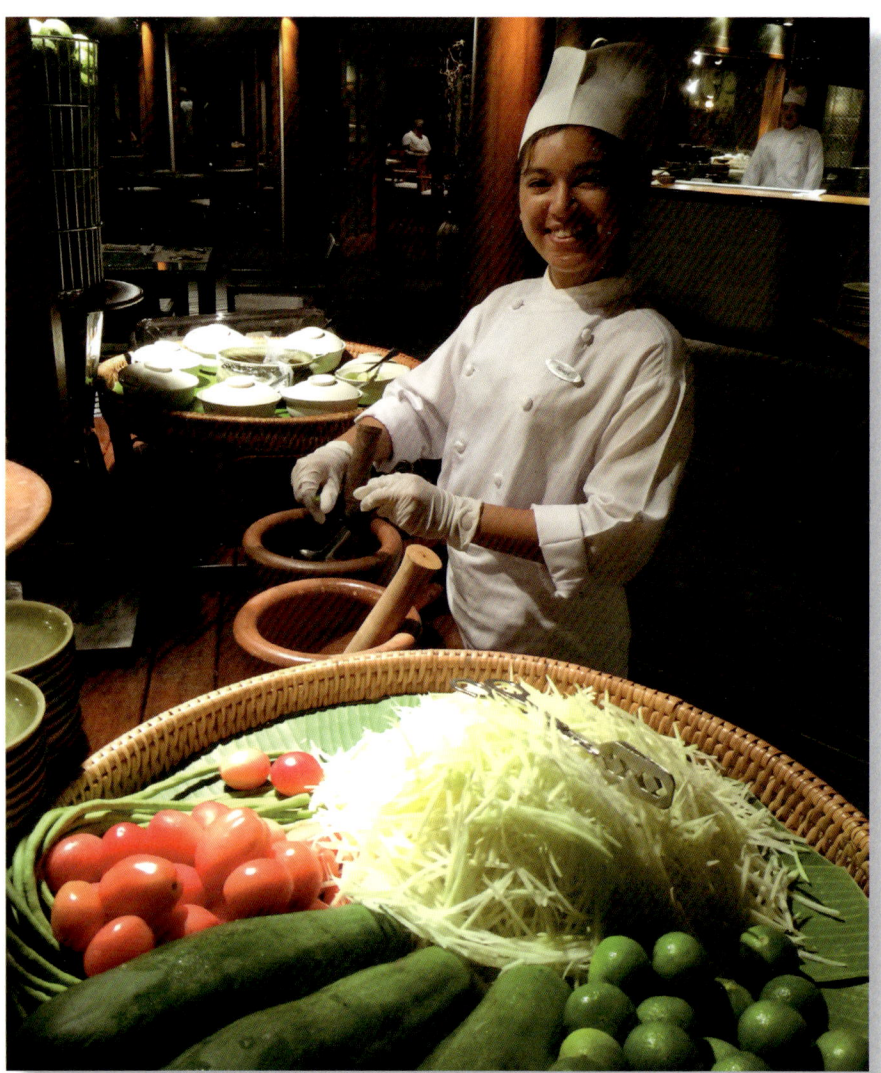

Frische Gemüse kennzeichnen die schnelle Thai-Küche. Das schnelle Andünsten im Wok und die „gesunden" frischen Zutaten machen diese Küche aus, die sicher auch dafür sorgt, dass in Thailand die Menschen, die so kochen und weniger Zugang zu westlicher Küche haben, schlank bleiben.

Ganz toll schmeckt auch einmal ein warmer Gemüsesalat. Ja, warm soll er sein. Dann haben wir schon wieder Rohkost mit Beschiss. Der Beschiss ist eigentlich, dass wir es den Asiaten, speziell den Thailändern nachmachen. Im Urlaub oder hier im entsprechenden Restaurant haben wir Touristen immer die schnelle Küche der Thailänder, Vietnamesen oder Chinesen bewundert. Wenn hier in Minutenschnelle ein tolles knackiges Gemüsegericht im Wok zubereitet wurde. Wenn Sie genauso schnell arbeiten, hat Ihr klein geschnippeltes Gemüse kaum eine Chance weich zu werden. Es wird auch nicht zu heiß und wir bleiben eigentlich auf unserer Rohkostschiene, haben aber einen würzigeren Geschmack in unseren Asien-Wok gebracht.

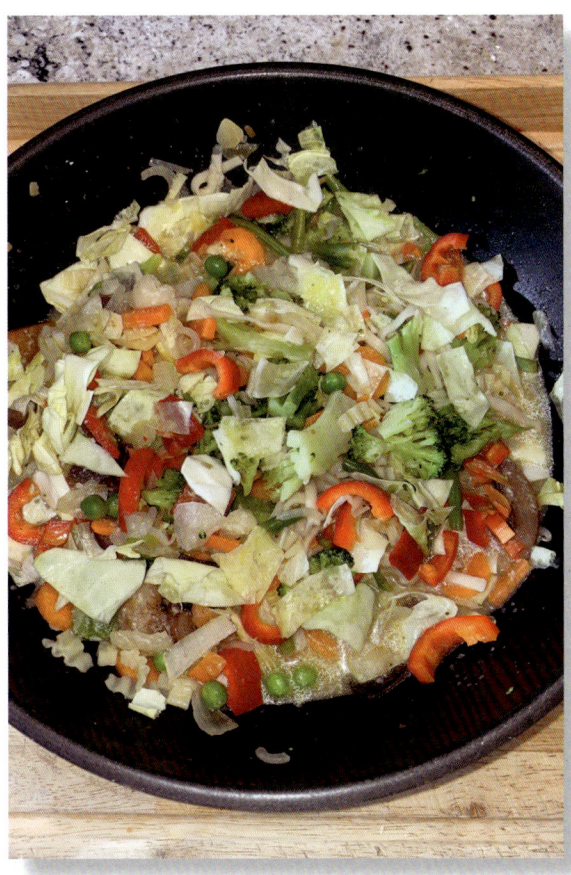

Tiefgekühltes Asiengemüse und weitere Salate und Gemüse, die sich gerade im Haus befinden, werden kleingeschnitten. Zur Geschmacksintensivierung Zwiebelwürfel in wenig Öl anschwitzen, dann alles an Gemüse in den Wok oder eine große Pfanne. Ein paar Löffel Wasser dazu. Gut würzen mit einer Thai-Würzmischung (Vorsicht scharf!), Teryjaki Wok-Sauce oder einem kräftigen Schuss Thai süß-saurer Chilisoße. Drei Minuten durchschwenken und fertig ist der warme Woksalat. Davon können Sie jede Menge verspeisen, solange Sie keinen Reis oder Nudeln dazu essen.

Salat und Gemüse Ideen

Bei unserer Rohkost sind neben Früchten vor allem Salate aller Art und Gemüse die Hauptbestandteile unserer Ernährung geworden. Das ist sicher sehr gesund und diese Umstellung werden Sie sehr schnell merken. Sie werden sich definitiv besser fühlen und auch abnehmen. Nehmen wir die folgenden Rezepte nicht so super genau, denn hier taucht immer wieder etwas „Beschiss" und manchmal sogar etwas noch mehr „Beschiss" im Kurzrezept auf. Sie werden feststellen, dass dieser Beschiss im Prinzip aber fast Kohlenhydrat frei ist. Es handelt sich dann sozusagen auch um Rohkost mit Low Carb! Bei beiden Genussformen nimmt man ab. Der „Beschiss" liefert hier auch meist zusätzliches Eiweiß, das in unserer Ernährung sehr willkommen ist.

Fangen wir an!   S T O P P hier sehen Sie einen sehr schönen, perfekt gewachsenen Kopfsalat. Genuss pur, aber nur, wenn es ein Bio Kopfsalat ist.

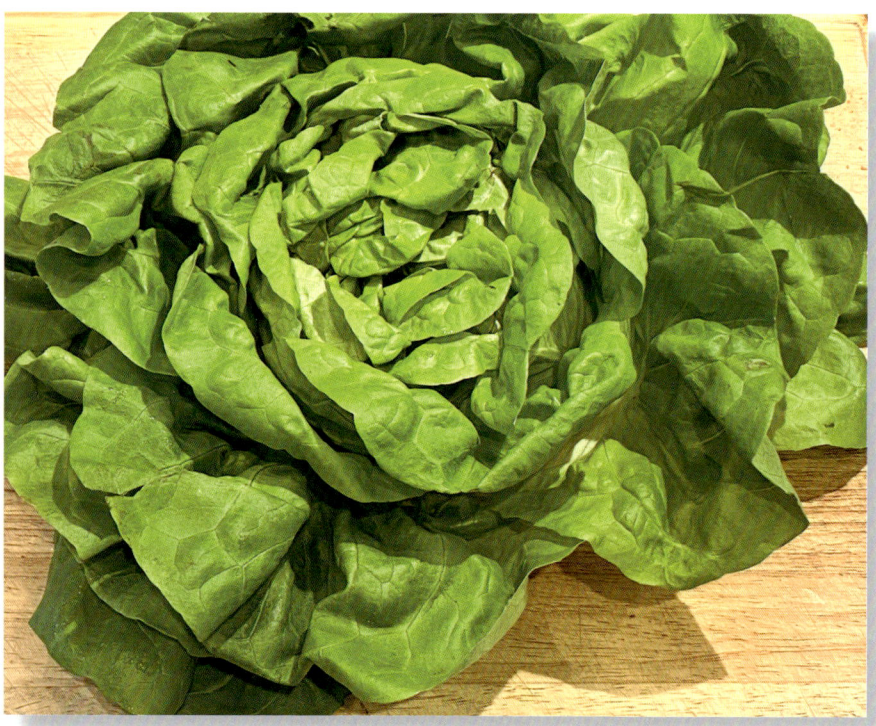

Wir müssen versuchen neben Biogemüse und Biofrüchten möglichst auch einheimische Saisonfrüchte und Saisongemüse zu kaufen. Es ist leider so, dass Herbizide und Pestizide in der Landwirtschaft immer noch eine Rolle spielen können, und da hängt sicher viel von der Lebensmittelüberwachung im Erzeugerland und auch bei uns ab. Ein wirklich schwieriges Thema, das uns aber den Appetit auf viel Gemüse und viele Früchte nicht verderben soll. Die gesundheitlichen Vorteile einer sanften Rohkost sind enorm und deshalb fangen Sie bitte damit an.

Sie fahren oder fliegen in Urlaub und da gehört beim Speisen auch ein gewisses Schlemmen und Genießen dazu. Ist ja verständlich. Ist aber trotzdem auch bei „all inclusive" gut möglich. Zwei Beispiele: Zuerst das Obstbüffet und auf der nächsten Seite das Gemüsebüffet.

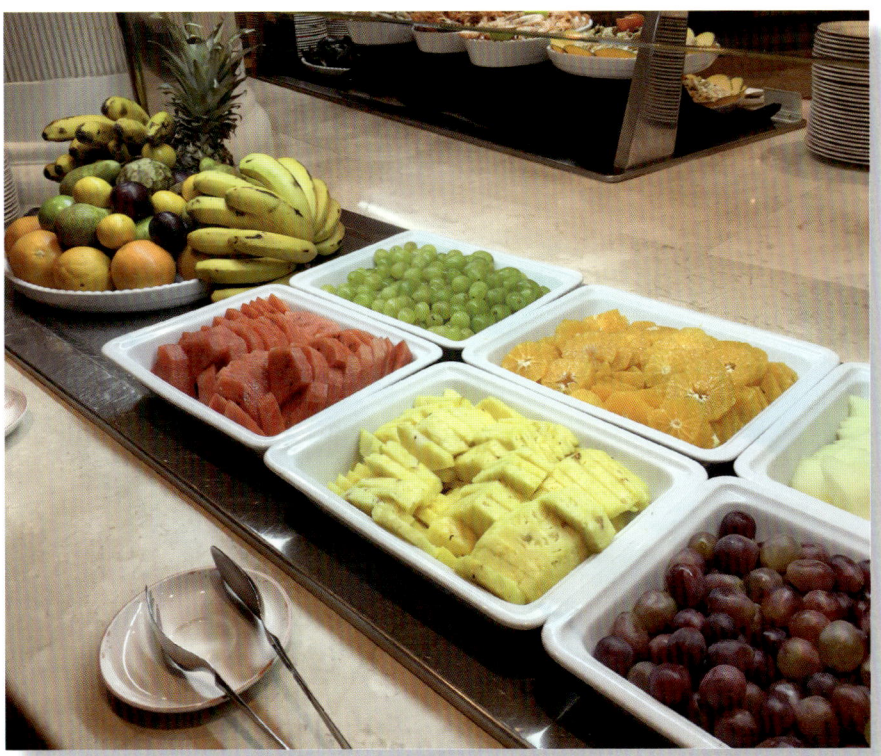

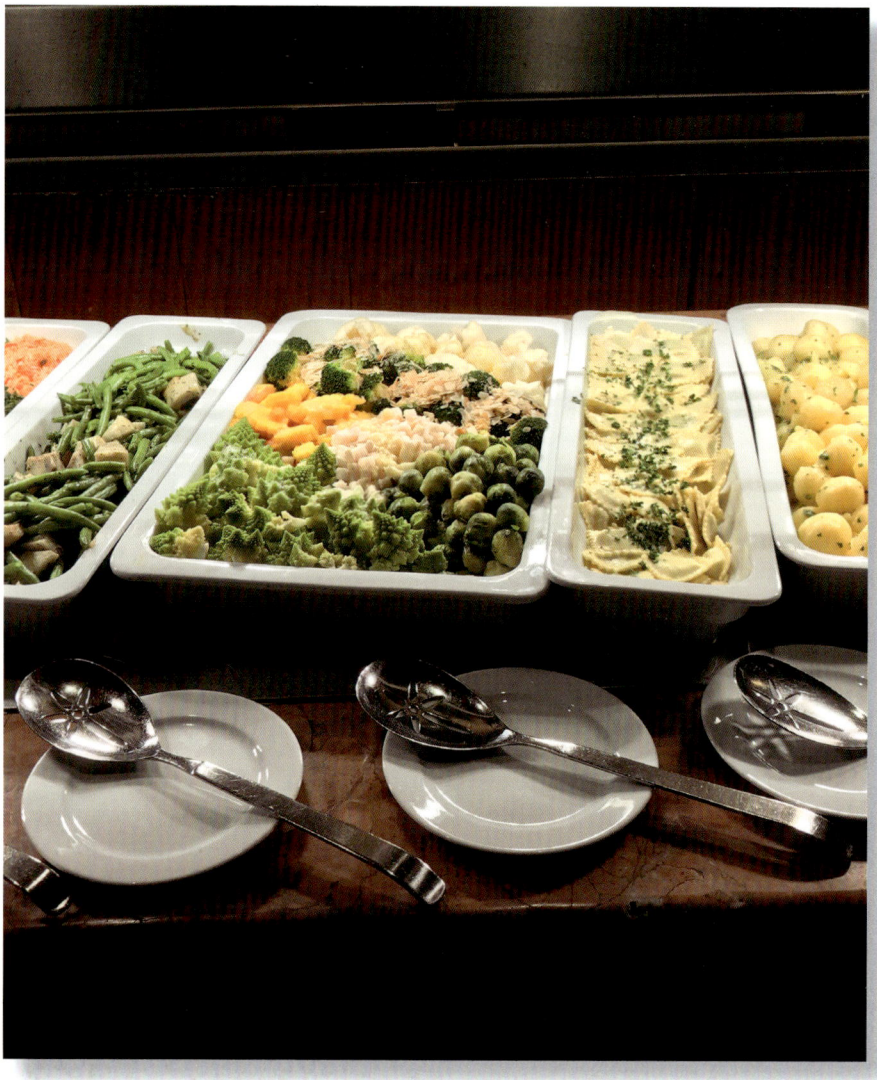

Fangen Sie also mit dem Früchtebüffet an, dann kurze Pause und noch Gemüse nachschieben, die stärkehaltigen Beilagen lassen Sie einfach liegen, denn das leckere Gemüse ist für Sie reizvoller geworden.

Ein guter Tipp ist, dass Sie bei mehrgängigen Speisefolgen eigentlich immer zuerst die Früchte und dann erst das Gemüse, Fleisch, Fisch und die anderen Sättigungsbeilagen essen sollten. Nach den Früchten legen Sie immer eine Pause von mindestens 15 Minuten ein, denn Früchte werden im Magen schneller verdaut als die schweren Bestandteile eines normalen Essens. Das war jetzt der Zusatztipp, wenn

Sie normal essen und keine Rohkost machen würden. Klassisch gesehen essen wir nämlich falsch, was unser Verdauungssystem schwer belastet.

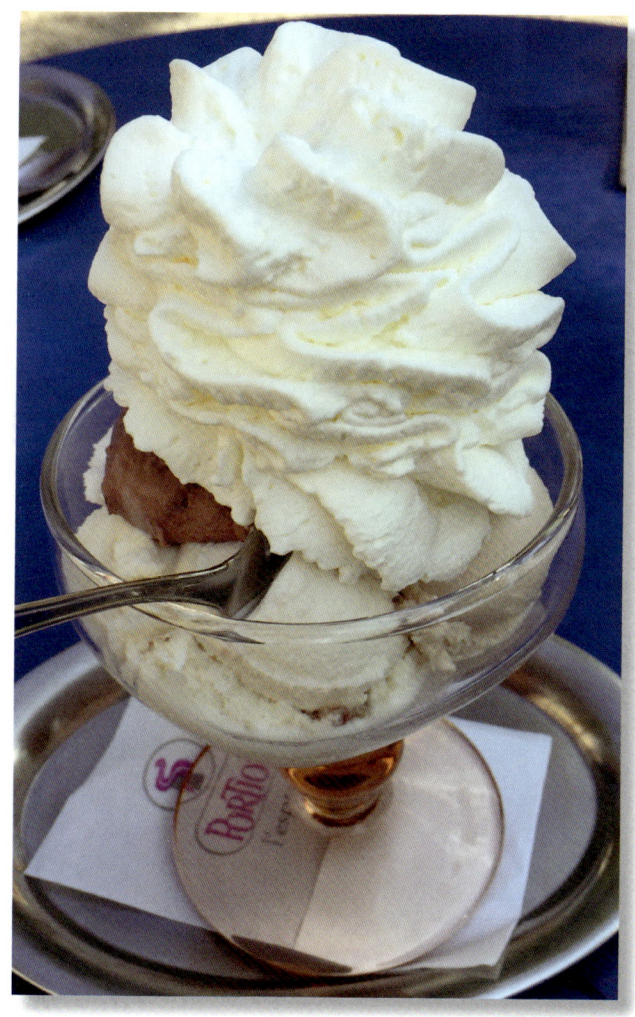

Wir essen zuerst Kombinationen aus mehreren Bestandteilen, wie Fleisch, Fisch, Wurst, Eiern, Sättigungsbeilagen aller Art, meist mit viel Stärke und verschiedene Soßen. Dann sind wir eigentlich satt, aber meist gibt es noch ein Dessert. Also eine Zuckerbombe aus Eis. Früchte, klar sind auch dabei, aber natürlich zur falschen Zeit und in Begleitung von sehr viel Zucker und Kalorien.

Salatvariationen

Machen Sie es einfach bei Ihren Salatvariationen und kombinieren Sie nach Ihrem Geschmack. Gemüse, die Sie nicht gerne roh essen wollen, können Sie kurz in Wasser blanchieren. So bleiben die Vitamine erhalten und die Gemüse noch bissfest.

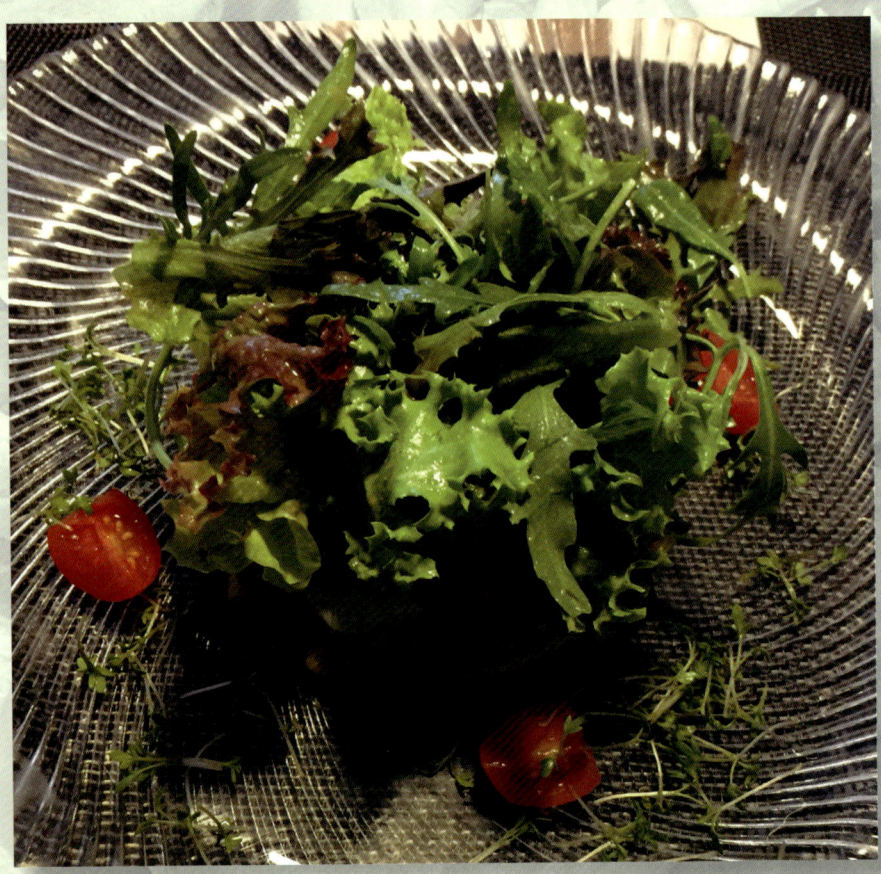

Salatvorspeise

Zwischendurch oder einfach mal als Vorspeise einen grünen Salat, etwas mit Kirschtomaten garniert. Vielleicht für Ihre Gäste, um diese etwas auf raffinierte Rohkost einzustimmen? Hier bietet sich ein Essig-Öl Dressing an, der den Salat schön glänzen lässt.

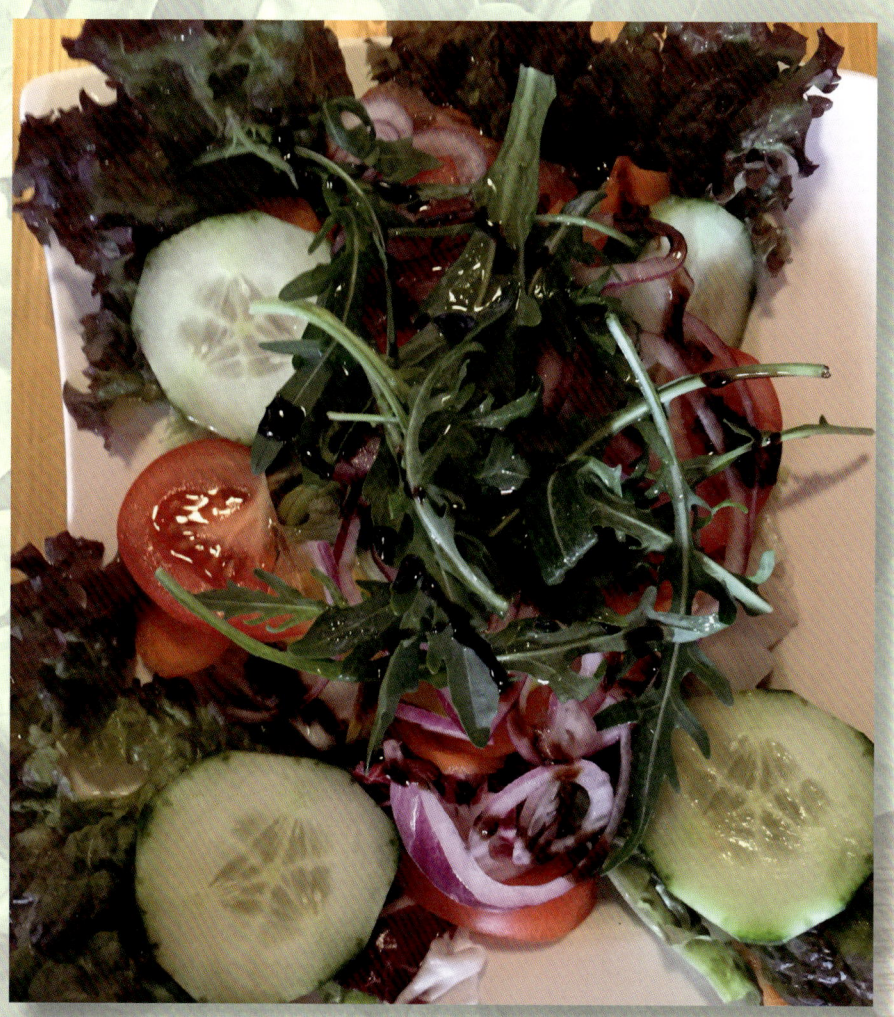

Gemischter Salat

Eine einfache Kombination verschiedener Salate, ebenfalls mit einem Essig-Öl Dressing übergossen. Als Zugabe wäre hier ein gekochtes Ei sicher eine geschmackliche und farbige Ergänzung, die durch das Ei auch besser sättigt, denn Eiweiß macht satt.

Salat mit Blumenkohl

Mittags schnell ein einfacher Kopfsalat, aufgepeppt mit Tomaten, Gurkenscheiben und kaltem, blanchiertem Blumenkohl. Diese Blumenkohl Röschen lassen sich gut blanchiert im Kühlschrank lagern. Damit sie mehr Geschmack bekommen bereits vorher mit Salatmarinade übergießen und ziehen lassen. So hätten Sie auch immer einen kleinen Blumenkohl-Snack bereit stehen.

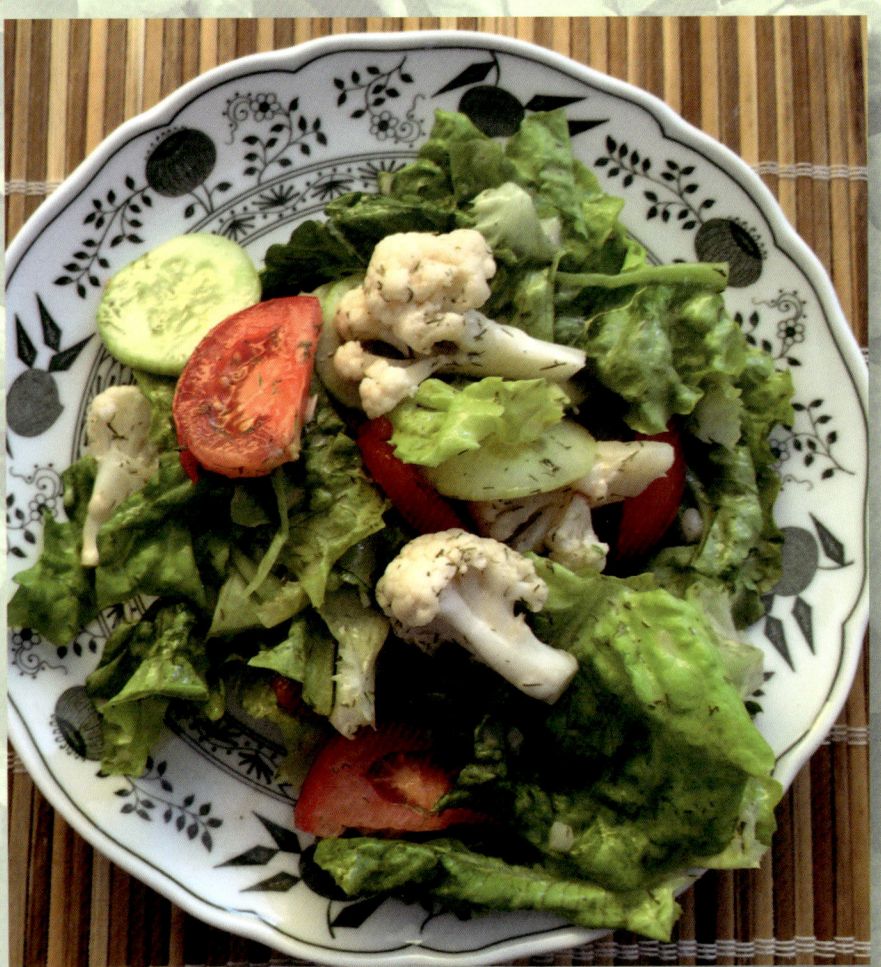

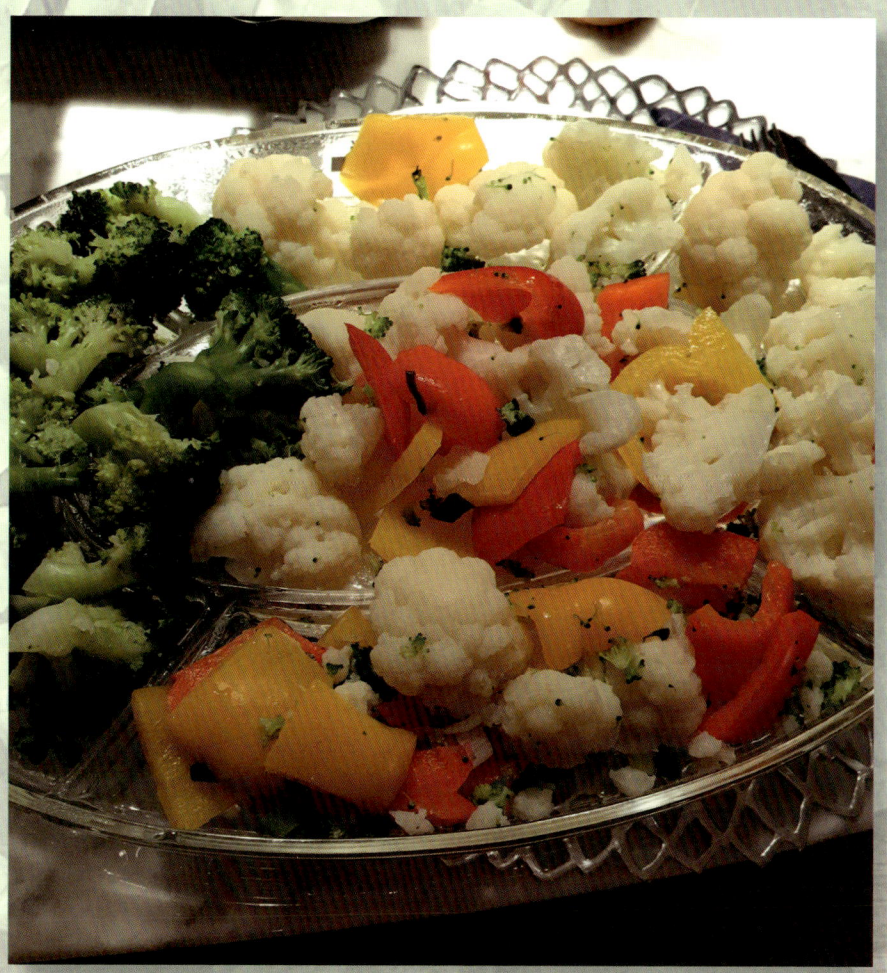

Blumenkohlsalat

Hier dominiert der Blumenkohl, begleitet von Brokkoliröschen. Sollten Sie den Blumenkohl nicht so mögen, dann einfach weglassen und viel mehr Brokkoli nehmen. Brokkoli ist ja ein hoch gelobtes Gemüse und ein wahrer Fitmacher. Für das Auge noch etwas bunter Paprika als Garnitur. Zum Würzen einfach einen unserer Dressings dazu reichen.

Salat mit Thunfisch

Ein ganz einfacher Sattmacher ist diese Kombination. Könnten Sie auch nur mit Pfeffer und Salz gewürzt genussvoll verspeisen. Der Thunfisch aus der Dose ist in Öl eingelegt und sättigt ebenso gut wie das gekochte Ei. Die Gemüse sind die leichte Beigabe für diese Sattmacher.

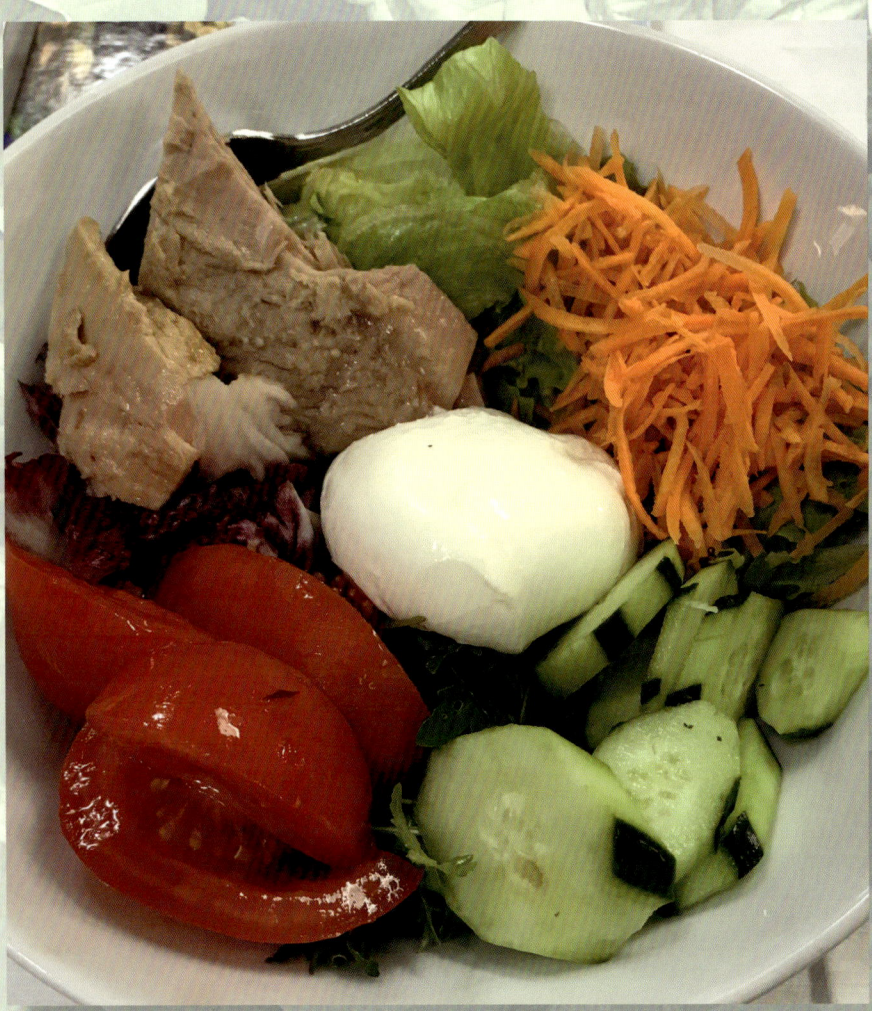

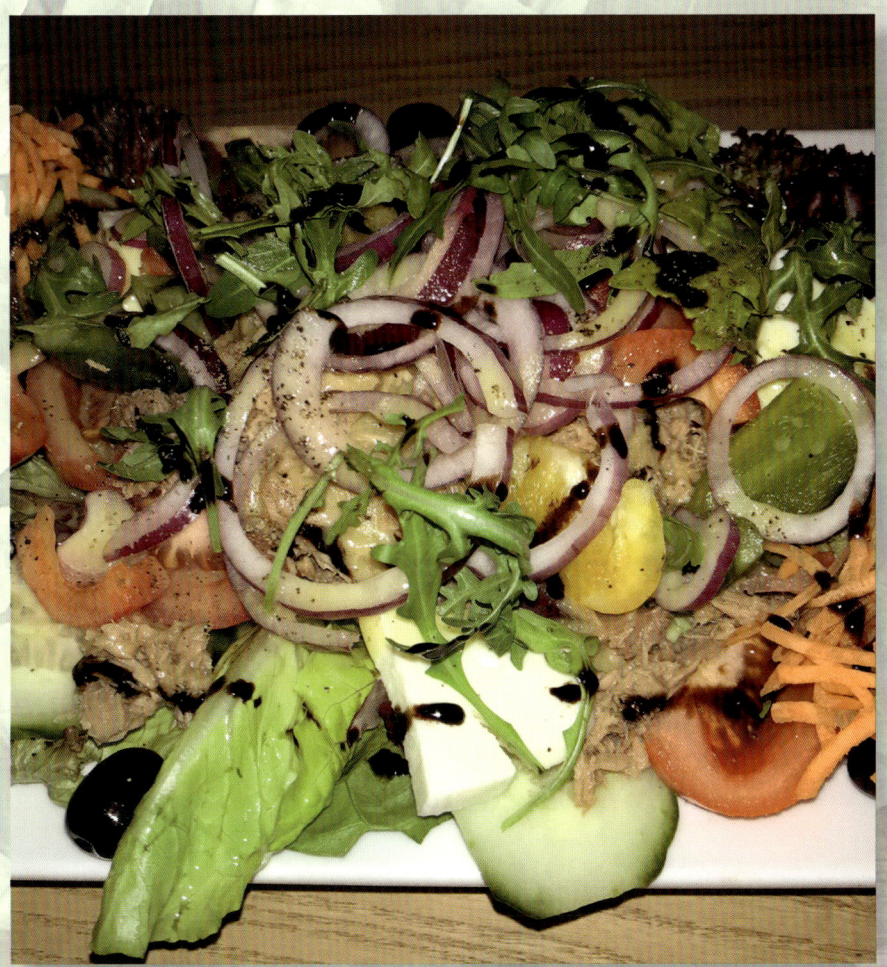

Salat mit Thunfisch

Könnte auch ein großer griechischer Salat sein. Bei Ihrem nächsten Besuch finden Sie sicher einen solchen Salat beim Griechen oder Italiener und schon ist es einfach in einem Restaurant genüsslich zu speisen. Solche Salate lassen sich gerne mit dem Service in einem Gespräch auch individuell zusammenstellen. Zu Hause können Sie Ihrer Fantasie ja mehr Freiraum gewähren.

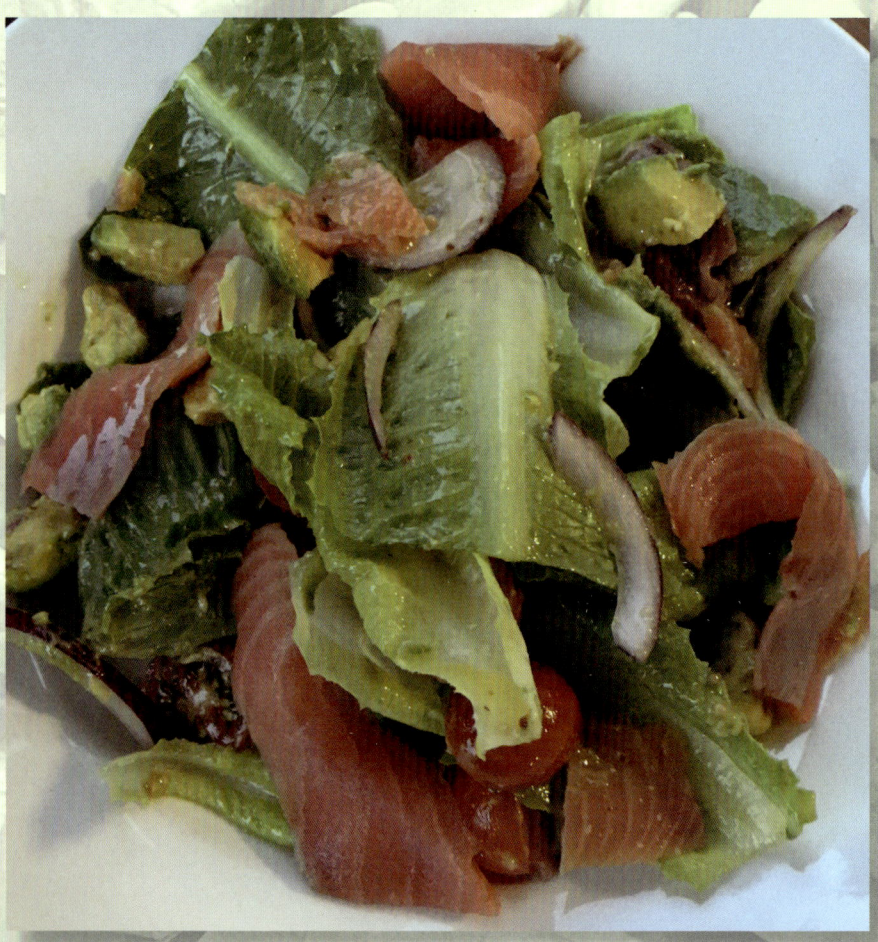

Romaine mit rohem Lachs

Ein knackiger römischer Salat mit einigen frischen Avocadostücken, etwas Zwiebel und einem pikanten Essig-Öl Dressing. Das sieht schon gut aus und schmeckt. Als Krönung und für unseren zusätzlichen Eiweißhaushalt, einige Graved Lachs Streifen dazu und schon schmeckt Rohkost mit dem kleinen Lachsbeschiss perfekt. Aber der Lachs ist ja eigentlich doch wirklich reine Rohkost und deshalb gibt es kein schlechtes Gewissen.

Bohnensalat Käse

Sie schmecken so lecker, diese dicken Bohnen. Gut, schon servierfertig im Glas zu kaufen. Aber als Gemüse gerade noch so akzeptierbar. Käsestreifen und Schnittlauch darüber und als Würze diese süss-scharfe Thailändische Chillisoße. Ein Gedicht und diese Stärke von Hülsenfrüchten ist kein wirkliches Problem für uns.

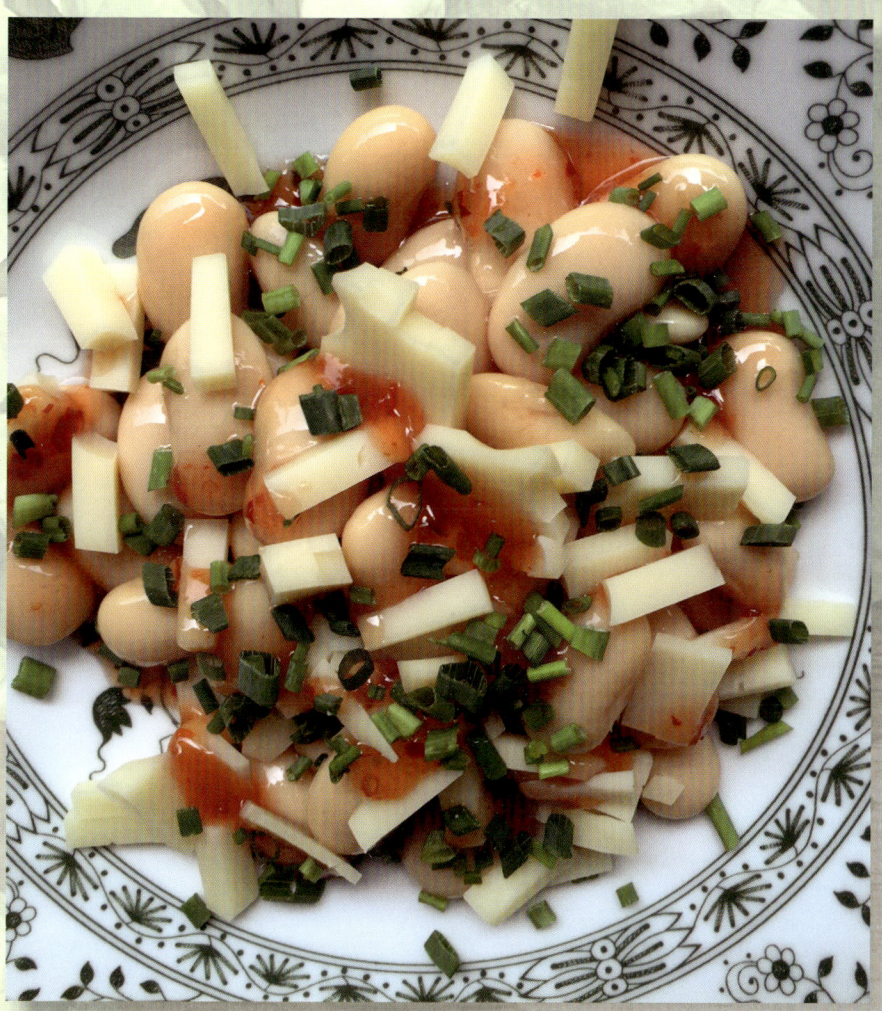

Spargel

In der Spargelzeit darf man sich frischen Spargel einfach nicht entgehen lassen. Man kann an einem rohen, geschälten Spargel knabbern und feststellen, dass das auch gut schmeckt. Roher Spargelsalat ist machbar! Kurz in Salzwasser angekocht, so dass er wirklich noch knackig ist und dann mit Salatsoße, vielleicht mit gehackten, gekochten Eiern und Schnittlauch, zweimal die Woche auf dem Speiseplan.

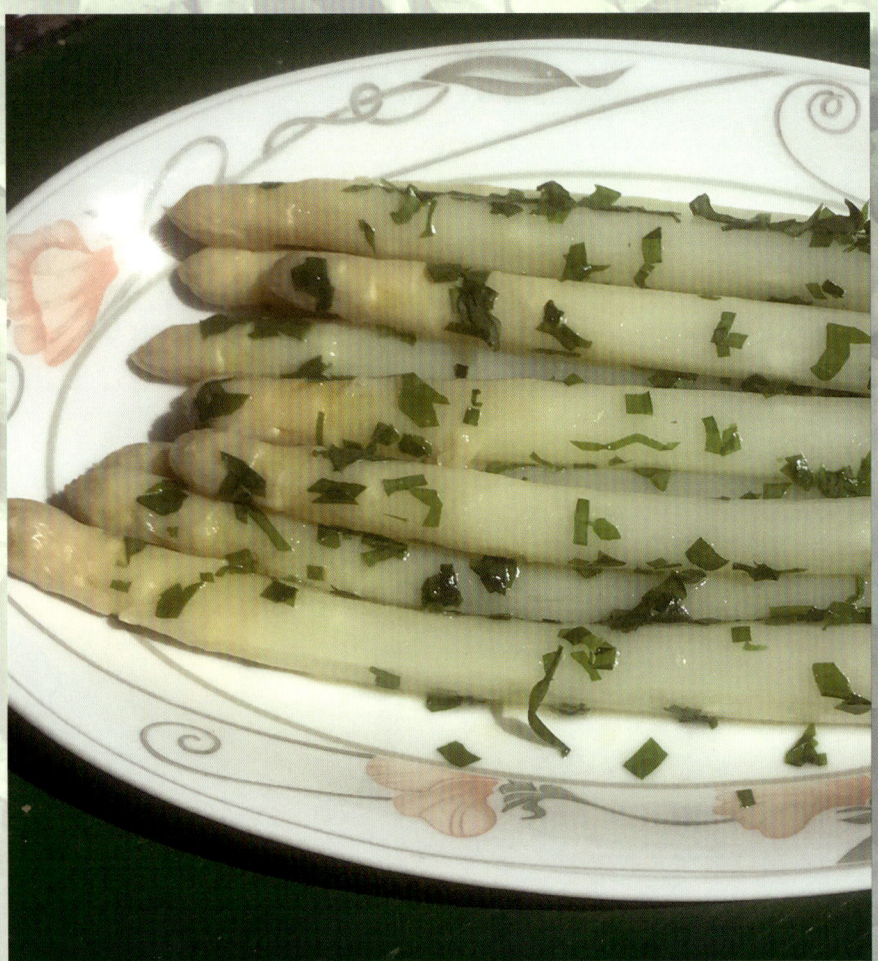

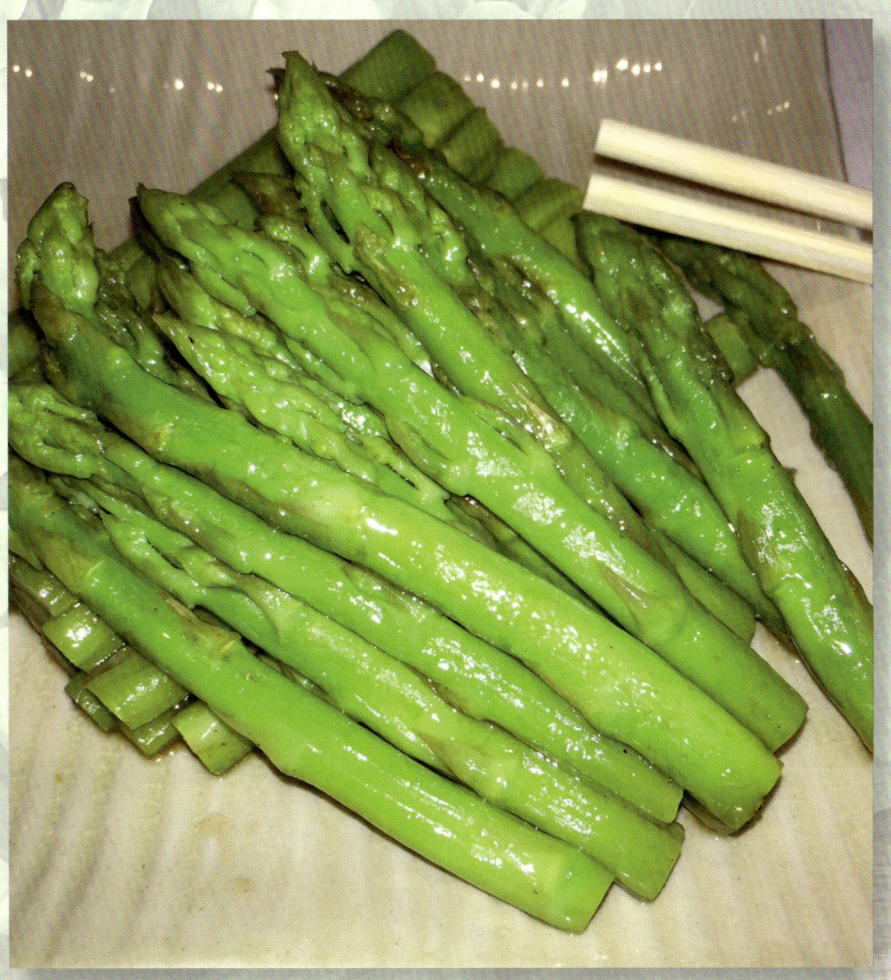

Grüner Spargel

Diese göttlichen grünen Spargel benötigen nur wenige Sekunden in Salzwasser, um dann mit etwas Butter übergossen zu werden. Ein Hochgenuss der Spargelsaison. Glauben Sie bitte den Verkäufern nicht, dass man grünen Spargel nicht schälen muss. Es empfiehlt sich immer etwa die untere Hälfte der Stangen abzuschälen.

91

Kinder sind ein lohnendes Ziel

Werbekontakte von Kindern im Alter von drei bis dreizehn Jahren sind das Ziel für Lebensmittelwerbung im Fernsehen und im Internet. Die Universität Hamburg hat hierzu erschreckende Zahlen genannt. Geben Sie bei Google einmal Uni Hamburg Kindermarketing Fernsehwerbung als Suchbegriffe ein. Der erste Eintrag zeigt gleich das Thema ungesunde Lebensmittel. Facebook, Instagram und TV sind sich völlig einig und „füttern" unsere Kinder mit Spots zu ungesunden Lebensmitteln. So werden die Kinder regelrecht trainiert nach diesen Leckereien die Eltern zu löchern bis diese nachgeben. Fachleute und Ärzte sind sich einig, dass diese Werbekontakte mit schuld sind an der Zunahme von Übergewicht bei Kindern und Folgekrankheiten.

Meiner Meinung nach scheint die Politik hier völlig zu versagen.

Die Verantwortung liegt bei den Eltern dafür zu sorgen, dass sich diese dramatische Lage verbessert.

Es ist nicht immer leicht Kinder mit Verboten zu begegnen, aber es reicht schon vernünftig gegen zu steuern. Gerade in den ersten Lebensjahren lässt sich bei Kindern vieles erlernen und verfestigen. Man muss es als Eltern nur wollen, auch wenn es manchmal sehr schwerfällt.

Hamburger und Döner sind für die meisten Kinder ein „Superdeal", wenn es darum geht den Eltern zu beweisen, dass es schmeckt. Die Kombination eines Hamburgers ist perfekt durchdacht und deshalb wurde „er" weltweit auch zu einem Erfolg. Wenigstens scheint dieser kleine Genießer hier reichlich Salat auf seinem Hamburger zu haben. Ab und zu muss es wohl sein, aber bitte denken Sie über viel naturbelassene Lebensmittel für Ihre Kinder nach. Es lohnt sich in jedem Falle und jetzt können Sie Ihre Kinder noch gut steuern und beeinflussen.

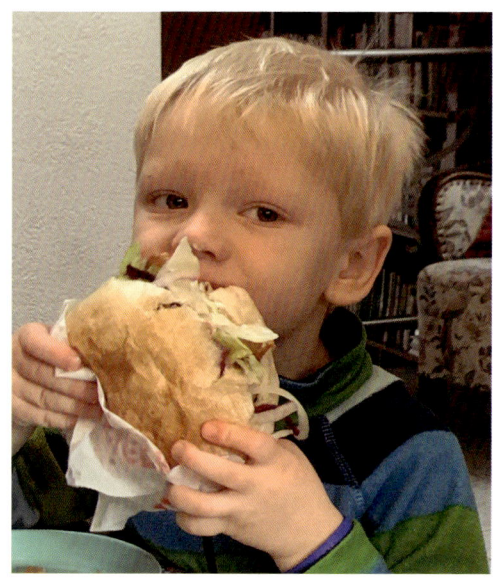

Genussvoll in eine Banane beißen. Wenn das der Fall ist, dann ist das ein sehr gutes Zeichen, dass Kinder Obst essen wollen. Fördern Sie das unbedingt, denn was gibt es Besseres für kleine Kinder als frisches Obst? Kaufen Sie nach Möglichkeit Bio. Die Banane ist der bessere Zwischensnack im Kinderwagen, Kindergarten und später in der Schule, als der Müsliriegel mit viel Zucker. Sie wissen doch in welchen Umschreibungen überall Zucker versteckt wird. Zeigen Sie der Lebensmittelindustrie Ihren erhobenen Zeigefinger!

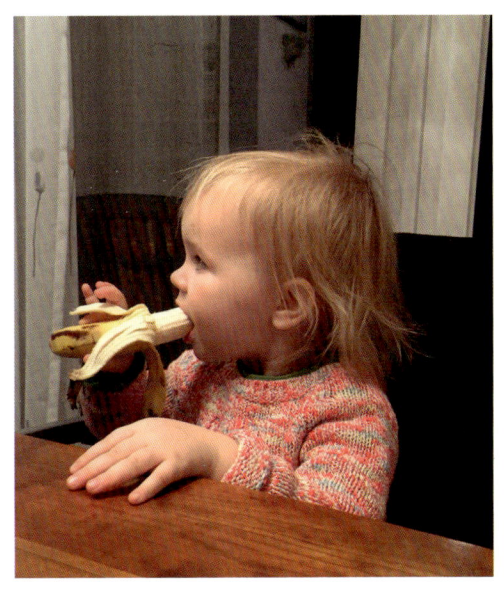

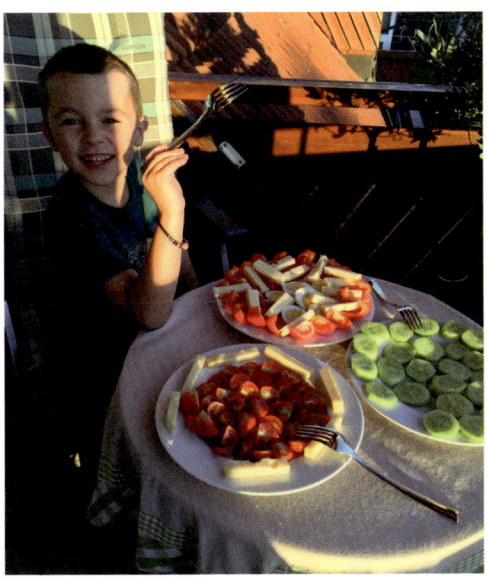

Frische Gurken, schmackhafte Tomaten, Bio-Paprika Streifen und ein strahlendes Kind. Das sieht gesund aus. Ein kleiner Beschiss sei erlaubt. Käsestreifen und Eierscheiben erhöhen den Genuss und vor allem die Akzeptanz. Der junge Mann vermisst kein Brot und das ist gut so! Wichtig ist, dass Sie als Eltern hier mitessen und so zeigen, dass es schmeckt und man leicht auf Brot verzichten kann. Training und Vorleben, das sind die wichtigen Hilfen beim spielenden Erlernen von gesünderem Essverhalten. Wir Eltern sind gefordert!

Rohkost mit Beschiss könnte eine Lebensumstellung werden, die sicher zur Folge hätte, dass Sie sich wohler fühlen und eigentlich auch abnehmen müssten. Abnehmen durch Stärkereduzierung, eine tolle Sache und eigentlich nicht übermäßig schwer, denn auf was muss man denn schon verzichten? Auf die Standard Lebensmittel, die uns der Supermarkt in Hülle und Fülle als wichtige und gesunde Leckereien vorgaukelt.

Die Fernsehwerbung haut in die gleiche Kerbe und alle Sender sind voll mit Werbung für eigentlich ungesundes Essen. Wir nehmen dieses ungesunde Essen nur noch unterschwellig als ungesund wahr. Wie kann ein Lebensmittel, das in einer, zwar hygienisch einwandfreien, Fabrik mit vielen Zutaten hergestellt wurde, noch als natürliches und gesundes Lebensmittel bezeichnet werden? Es heißt immer, dass unsere Lebensmittel heute sicherer sind als vor einhundert Jahren. Das mag stimmen, aber Sicherheit ist nicht alles. Was esse ich denn eigentlich als Verbraucher? In erster Linie stärkehaltige und teils viel zu fette Produkte. Zucker und Fett sind absolute Geschmacksträger. Ohne Zuckerarten und verschiedene Fette ist es fast unmöglich gut schmeckende und haltbare Lebensmittel herzustellen. Weshalb werden riesige Sojafelder und Palmölplantagen weltweit angebaut? Weshalb ist Mais zu einer dominierenden Pflanze für die Lebensmittelindustrie geworden? Vereinfacht gesagt, um günstig schmackhafte Lebensmittel auf den Weltmarkt zu werfen.
Unverfälschte und natürliche Nahrungsmittel, wie Obst und Gemüse werden immer weniger in natürlicher und unbehandelter Form dem Verbraucher angeboten.

Nehmen Sie beispielsweise tiefgekühltes Obst. Sehr häufig finden Sie den Vermerk auf der Verpackung, dass Zucker zugesetzt wurde. Braucht eine Himbeere aus dem Tiefkühlfach denn wirklich noch zusätzlich Zucker, damit der verwöhnte Endverbraucher diese Himbeere nicht als zu „sauer" empfindet und vielleicht nicht mehr kauft? Müssen Gemüse aus der Tiefkühltruhe denn unbedingt schon gewürzt sein, Sahne oder Butter als Geschmacksverstärker mitbringen? Brauchen wir wirklich den berühmten „Blubb" mit Sahne, damit der Spinat schmeckt? Traut man uns denn nicht mehr zu, den unbehandelten Spinat gut zu würzen und zuzubereiten? Wahrscheinlich nicht. Die Lebensmittelindustrie manipuliert uns, wo immer sie kann!

94

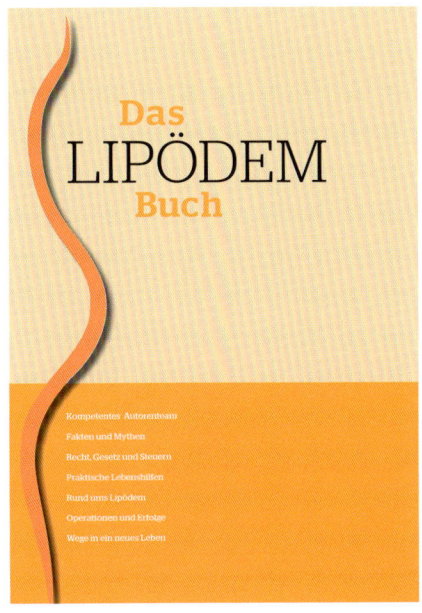

Das Lipödem Buch
ISBN 978-3-948309015

Es handelt sich hier um ein Standardwerk zum Thema Lipödem, eine Krankheit die viele Betroffene bewegt. Dieses Buch will aufklären und helfen, mit dieser chronischen Krankheit zu leben und diese zu bekämpfen. Eine Reihe von Fachleuten aus verschiedenen Wissensgebieten gibt praktische Lebenshilfen. Mythen der Krankheit werden durch wissenschaftliche Fakten erklärt und widerlegt. Alle heute gängigen Behandlungsmethoden werden erklärt und anhand von Bildfolgen verständlich gemacht. Zahlreiche Fragen werden gestellt und sofort beantwortet, so dass keine Fragen offen bleiben. Es wird auf das große Thema der Kompression genau eingegangen, sowie aber auch auf die letzte Lösung Operation.

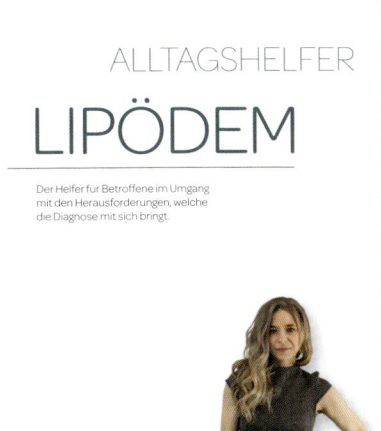

Alltagshelfer Lipödem
ISBN: 978-3-948309-02-2

Lipödem - eine Herausforderung
Wie oft haben Sie sich schon anhören müssen, dass Sie „einfach nur zu dick sind und weniger essen und mehr Sport betreiben sollen"? Oftmals in einer eher wenig einfühlsamen Tonlage, fordernd, provokativ, verletzend. Ich würde mir wünschen, dass Sie nicht zu den Frauen gehören, die diese Erfahrung im Umgang mit Medizinern - z.T. leider sogar häufiger - erleben mussten und weder eine gesicherte Diagnose noch eine eingeleitete Behandlung erhalten haben.

Hendrikje ter Balk